笠原嘉臨床論集

境界例研究の50年

みすず書房

目次

まえがき　i
境界例概念についての総説（一九八一）　3
分裂病と神経症との境界例（一九七四）　45
――三例の症例報告――
境界例の精神療法の試み（一九七五）　69
否定妄想について（須藤敏浩氏との共著、一九七六）　91
――若い婦人の一例――
不安・ゆううつ・無気力（一九八三）　113
――正常と異常の境目に焦点をあてて――
再びスプリッティングについて（一九八八）　171
自殺の臨床的研究（一九七八）　187
――自殺予防のために――

境界パーソナリティ障害（ＤＳＭ）研究の昨今（二〇一二）

——文献紹介を中心に——

解　題

まえがき

臨床家が集まると、いつからとなく誰いうとなく、境界例の病像が最近軽くなったのではないか、という話題が出るようになりました。ここでいう境界例とは、概念をはっきりさせるためにあえていうのですが、DSM－Ⅲ（一九八〇）に初めて登場したパーソナリティ障害（Axis II）の一型としての「境界パーソナリティ障害」のことです。その第二軸を作ったこと自体、一九二三年のドイツのシュナイダーの『精神病質人格』以来の刮目すべき業績ですが、そのなかに「境界型」を創設したことはDSMのさらに大きな業績でしょう。三十年たった二〇一〇年の今日、そう言えます。

DSMが出る一九八〇年以前には「境界例」といっても第一軸（Axis I）のなかに「統合失調症と神経症の境界領域」を設定しようという研究も並行的にけっこう盛んで、本書に収録した一九七〇年ごろの私の論文のいくつかはそっちの「境界領域」の話です。これは日本でもそういう自前の臨床研究があったことを意味します。本書の最初の論文と二番目の論文にはその意味での境界領域の例が出てきます。今でもひきこもり青年の中には境界領域の人が少なからずおられると思います。

話を元に戻しますと、境界パーソナリティ障害の病像が軽くなったことについて、ある人は外来クリニックが増え、来院者が分散したから目立たなくなったのではといい、ある人は医師のところへこなくなっただけで市井のケースワーカーなどはむしろ前より苦労しているという話を聞く、という人もいます。また、薬物が開発されてそれなりの効果を発揮しているのでは、と説く人もいる。そもそも精神病像の軽症化が、理由はわからないが、境界例にも及んだのでは、という人もいます。

そのどれも納得のできる説です。加えるとすればもう一つ、われわれ医師やカウンセラーの側の変化を申さないと不十分でしょう。いうまでもなく医師患者関係の成立の難しいことで有名な境界例だったわけですから。端的にいえば、精神分析が重視した密室での一対一の内省・洞察療法から距離を取り、医師以外の指導者にも参加してもらって、いわば複数の治療ルートを確保し、病人諸氏の能力の中にできるだけポジティブなところを見出して励まし、何が出来るかをともに探し、ちょうど青年期の人を成長させる治療のようにする。そういう治療法に次第にかわったことも大事ではないか。要するにあまり介入的に対せず、幼児期心的外傷説にそれほど与せず、薬物も適当に使い、他の心理療法、たとえば認知行動療法（日本にもすでに紹介されているリネハンのそれなど）にも助けを求め、ときには母親に別居を促すなどして距離を十分に取らせたりしながら、成長に時間をかける。そういうスタンスにかわってきたことも大きいのではないか。

ふりかえると、精神病者の精神療法に関心を持っていた私のようなものは、どうしても初心のころ疎通性のつきやすい患者さんを選択しがちでした。一九六〇年代、薬物療法が導入されたころです。そういう患者さんのなかに境界パーソナリティ障害のケースが何人も入っていました。いくらでも話をしてくれる人に私たち新米が少し深入りしたことは間違いなかったと思います。そしてたしかに「見捨てられ抑うつ」（マスターソン）や「エンプティネス」（カーンバーグ）という新しい精神病理を学ぶのですが、それだけではたとえば境界パーソナリティ障害の一番厄介な行動化《アクティング・アウト》は止められません。結局、医師の心にネガティブなものを植え付けてしまいます。私も次第にそれに気づき、結局、内省よりも常識的な社会適応に重点を置く「小」精神療法というようなものを生み出さざるを得なくなりました。

最後にもう一つ、二十代、三十代にその行動化で病棟中を震撼させたような婦人諸姉は四十、五十代になった今日、どう過ごしているのか。それもわれわれの知りたいところです。この障害の本質を知るためにも重要です。最近、二十歳から三十歳はじめまで激しい「アクティング・アウト」でわれわれを悩ませた婦人が暑中見舞いをよこして、五十歳になったこと、婚活で知り合い、すでに十年になる夫との静かで地味な生活を楽しんでいること、年をとることは悪いことではないこと、近くのクリニックで少量の薬をもらっていることを報告し、かつての主治医の一人で、老境に入った私の健康を案じて手紙を丁寧に締めくくっていました。この調子はこの二、三年の季節の挨拶状に続いているので、ようやく彼女の病気との闘いは終わったかなと思い、そのことを次の返信に書こうと思った次第です。彼女の本質にある快活さが彼女の後半生に幸せを運ばないか。

もう一人、四十代になった同様の、しかし未婚の婦人もいます。この人はデザインの分野でささやかですが、半分自立しています。この人は忘れたころ、突然ひょこっと挨拶にクリニックを訪れて私を驚かせます。

この二人の婦人を中心に考えると、ひきこもっていた元気のない時期もあったのですが、どちらかというと根は活発で、けっこう社交的でさえありました。最近、境界パーソナリティ障害と両極うつ病との関連が話題になり、そして事実、抗躁薬で気分の乱高下が収まるとずいぶん元気が出る人もいます。「私は躁うつ病だったのですか」と安心したようにいう人もいます。こうして薬物療法への道も開かれました。一番はじめにうつ病圏との関連を指摘したのはたしかガンダーソン（一九七九）だったと思いますが、それが今や双極型も含むようになりました。こうなるとAxis Iと考えうるのか、Axis IとAxis IIと両方を並列にするのか、一考を要する問題になります。これも新しい課題でしょうか。

理論的には、二一世紀に入ってDSMの提起した境界パーソナリティ障害はそれほど敬遠されるべき対象でなくなり、（遺伝的なものがある程度関与するとしても）青年期患者と同様に「成長して治癒していくはず」の症状と考えようということになっています。読者はどうお考えでしょうか。

平成二四年六月

笠原　嘉

境界例研究の50年　笠原嘉臨床論集

境界例概念についての総説（一九八一）

まえおき

臨床精神医学ないしは精神病理学の領域において近年一定の進歩のみられた研究主題をいくつかあげるとすれば、その一つにこの「境界例」をあげることは、おそらく間違っていないだろう。ただし、主として英語圏、それもとくに米国において論じられ、フランス語圏ではともかく、ドイツ語圏では少なくともいまのところほとんどみるべき業績がない。他方、後に述べるが、わが国の境界例研究は質量ともかなりの線に達していると思われる。この事実をどう解釈するかは、興味ある比較精神医学的テーマとは思うが、本稿の目的を逸脱するので、ここではふれない。ただ以下の考察が米国の研究の紹介にかなりのページをさくゆえんである。

今日われわれが境界例とよぶ臨床像についての本格的な記述の起始が、米国でのG・ジルボーグ（一九四一）、H・ドイチュ（一九四二）、P・ホックとP・ポラティン（一九四九）、R・ナイト（一九五三）、

M・シュマイドバーグ（一九五九）らの発表であることは、すでに何度か紹介されているから、ここでは省略しよう。また、この一九五〇年前後の第一期的時代とでもいうべき研究のあと、一息入れて、一九七〇年前後から少しオーバーかもしれないが爆発的といってもよいほど発表が増え、いわば第二期の到来した感があり、その中心にはO・カーンバーグ（一九六七）、R・R・グリンカー、B・ウェーブル、R・ドリー（一九六八）、J・マスターソン（一九七二）、J・G・ガンダーソンとM・T・シンガー（一九七五）、M・S・マーラー（一九七一）、H・コフート（一九六六）、J・フロッシュ（一九六四）らがいるのであるが、彼ら個々の見解もここではふれない。「概念」を述べるこの章では①鳥瞰的に「第一の時代」から「第二の時代」への推移を特徴づけ、②今日の時点（一九八〇年）で最も新しい文献から、「概念」に関係すると思われる事項を抜き書きしてみたい。ただし新しいといっても、現時点でなお、この主題に関するモノグラフや論文が踵を接して出現してくることが示すように、なお流動的可変的な部分が多いことを断わっておこう。ともあれ、われわれの日常の臨床にこういった著書を参照しなければどうにもできない病像が出現していることは事実であり、まさしく今日的テーマである。

1　第一期から第二期へ

「第一の時代」と「第二の時代」という仮称がゆるされるなら、この二つの間の差異ないしは変化は次の三点にまとめうるとわれわれは考える。これらの特徴は現時点で境界例を論じる場合、かなり重要であろう。

(1)　「症状記述」の時代から心的「力動」・心的構造究明の時代へ、「診断」基準に焦点をあわせた時代から「治療」論の時代へ、「重症例」中心の時代から「軽症例」中心の時代へ、と移った。

(2) 神経症から分裂病への移行途上の一過的形態か、それとも一つの、あるいはいくつかの亜型をもった clinical entity かという論争については、後者に諸家の見解がかたまってきた。

(3) entity としての位置は分裂病スペクトラム中よりパーソナリティ障害の中で考えようという意見が支配的になった。

おのおのについて簡単な解説を付しておこう。

たとえば第一の時代のホックとポラティン[25]は偽神経症性分裂病という概念によって、今日も通用すると思われる症状記述と診断基準を提示したが、その名の示すごとく分裂病スペクトラム中に位置する重症例が考察の対象であった。しかもそこでは治療論はなきにひとしかった。それに比すると「第二の時代」では、たとえばカーンバーグ[42]を例にとると、彼は症状よりも症状を成立させる personality organization やそこに特有の防衛機制にもっぱら焦点をあてる。マスターソン[52]はいささか単純な図式によってではあるが、熱心に治療論を展開する。またほとんどすべての研究者が、境界例はその interview 場面で usually adaptive, appropriate に行動できること、ときには attractive でさえあることに同意している。ということは、境界例とひとくちにいっても今日では「軽症例」により多く関心が寄せられていると考えてよいであろう。もっとも、厳密にいえば軽症例中心、治療重視は「第二の時代」に入ってはじまったことでなく、すでにナイト[48]（一九五〇）やドイチュ[9]（一九四二）が指摘していたところである。しかしそこのところが強拡大され、入念に論じられだしたのが最近の傾向といえよう。

次に、移行態か臨床単位かの論議は、シュマイドバーグ[79]の有名な stability in instability という標語を受け入れる方向で進められ、それなりに安定した臨床単位という見方が支配的になった。ちなみに彼女の境界例患者 borderline patients は normality にも neurosis にも psychogenic psychosis にも psychopathy にも境界を接する clinical entity であるといわれる。この表現のうちわれわれの注目をひくのは normality に接するという表現である。われわれの既成の考え方では境界例は分裂病（あるいは広く精神病）と神経症との中間、分裂病とパーソナリティ障害との中間と考えられて、normality と境を接するという見方はあまりなかった。わが国でも土居健郎[10]がその点に注意を促していることを、ここでつけ加えておこう。先に述べた重症例から軽症例へと関心の的が動くに応じて、はじめて出現してきた問題点であろう。

　このような clinical entity は当然のことながら schizophrenia のスペクトル外に位置する。たとえば五一名の入院男子青年患者についてのシステマティックな研究をしたグリンカーら[16]は、境界症状群 borderline syndrome 中の四つの亜型を分けたことで知られるが、そのうちの最も重症型でさえ分裂病ではない。そして、次にすぐ述べるＲ・スピッツァーら[85][86]の手になるＤＳＭ－Ⅲ（アメリカ精神医学会の Diagnostic Statistic Manual, 第三版、一九八〇）では境界例は重いタイプと軽いタイプの二つに分けられるものの、ともにパーソナリティ障害の項に含まれるのである。ちなみに一つ前のＤＳＭ－Ⅱ（一九六八）では、境界例に関する項目は schizophrenia, latent type というカテゴリー中の borderline "schizophrenia" であった。わずか十二年間に生じた変化である。

2　ＤＳＭ－Ⅲ中の境界例

　次に、ＤＳＭ－Ⅲの境界例関係の項目を紹介したい。いま述べたように、境界例はここではパーソナリティ障害の項に配列され、しかも分裂型パーソナリティ障害と境界型パーソナリティ障害の二つに分けられるのだが、そのおのおのについて述べる前に、DSM-IIIにおいてずいぶん改変の加えられたパーソナリティ障害の項目について予備知識を提供する必要があろう。以上二つの新概念のほかにも自己愛性パーソナリティ障害、回避性パーソナリティ障害という二つの新項目もみえる。ヒステリー性パーソナリティ障害は演劇性パーソナリティ障害といいかえられている。なお分裂質パーソナリティ障害はDSM-II以来のまま残存しており、これは分裂型パーソナリティ障害とは別項であることにご注意ありたい。分裂質パーソナリティ障害とは要するに従来いわれるそれで、精神病との境界性が問題となることのない、それ自体安定した内向性のパーソナリティ障害類型である。これに対し分裂型のほうは境界性を秘める。境界型パーソナリティ障害もそうだが、これは軽い場合である。

文章だけではわかりにくかろうから、表1にdraftのパーソナリティ障害部分を抜き書きし、分裂型パーソナリティ障害と境界型パーソナリティ障害の輪郭をなぞってみよう。

1　分裂型パーソナリティ障害の診断基準

「以下の特徴は長期経過中にみられるもので、急性エピソードの際に限ってのものではない。そして以下の八項のうち四項が少なくとも要求される。いうまでもないが（別項の）分裂病の診断基準に合致してはならない」

(1)　魔術的思考（たとえば、迷信深さ、千里眼、テレパシー、「第六感」、「他人が私の感情を感じるということはありうる」）。

(2)　関係観念、自己への関係づけ。

表1　DSM－III（抜粋）

Personality Disorder	
301.00	Paranoid
301.21	Schizoid
301.22	Schizotypal
301.50	Histrionic
301.81	Narcissistic
301.70	Antisocial
301.83	Borderline
301.82	Avoidant
301.60	Dependent
301.40	Compulsive
301.84	Passive-aggressive
301.89	Other, mixed, or unspecified

(3)　社会的孤立（たとえば親しい友人や腹をわって話せる者をもたぬ。社会的接触は日常的な職業生活範囲に限局されている）。

(4)　illusion の反復的体験がある。実在しない力や人物の存在を確信する（たとえば「死んだ祖母が部屋の中に私と一緒にいるかのように感じました」）。パニックを伴わない離人感ないしは外界の疎隔感。

(5)　コミュニケーションにおける奇妙さ。ただし連合弛緩とか支離滅裂というほどではない。話が脱線したり、枝葉にわたったり、曖昧になったり、念入りすぎたり、微に入りすぎたり、比喩的すぎたりする。そういった程度の奇妙さである。

(6)　人と対面した際、不適切な感情（たとえば世間に超然とした、隔たりのある冷たさ）によって生じるところのラポールの不十分さ。

(7)　疑い深さ、ないしは妄想的思考。

(8)　社会への度を越した不安、あるいは（それが現実のものであれ、想像上のものであれ）他人の批判への過敏さ。

2　鑑別診断

「分裂型パーソナリティ障害が分裂パーソナリティ schizoid personality や回避パーソナリティ avoidant personality から区別されるのは思考、認知、コミュニケーション、行動における奇妙さ oddities の存在である。これは分裂型パーソナリティ障害にしかみられない。もっともこの障害をもつ人が次に述べる境界型パーソナリティ障害の診断基準にも合致することがまれならずある。そのときは両方の診断が与えられてよい」

ちなみに、この文中にある回避パーソナリティとは、一言でいえばクレッチマーのいう敏感の極の方にある分裂質のことで、拒否されることへの過敏性、情愛を求めはするけれども、何らの批判も受けることなく受容されるという保証のないかぎり、感情的関係を結ぶことができない人のことである。

3　分裂型パーソナリティ障害の家族について

「その家族中に慢性分裂病の存在する度合いが一般人口中のそれより頻繁であるということを示すいくつかの証明がある」

4　境界型パーソナリティ障害の診断基準

「以下の特徴は長期経過中にみられるもので、急性エピソードの際に限ってのものではない。以下のうち少なくとも五特徴が要求される」

(1)　次のうち少なくとも二つの領域における衝動的ないしは予測不能の行動。いずれも潜勢的に自己破壊的行動である。浪費、性、ギャンブル、薬物かアルコールの乱用、万引、過食、自傷行為。

(2)　不安定でかつ激しい対人関係パターン。たとえば、同じ人への態度を突然に変える。理想化する。

軽蔑する。マニプレートする（いつも自分自身のニードのためにのみ他者を使う）。

(3)　不適切な強度をもった怒りの出現、あるいは怒りのコントロールの欠如。しばしばかんしゃくを起こしたり、いつも怒りっぽかったり。

(4)　アイデンティティの障害。自己像 self-image、性同一性、生涯についての見通しないしは職業選択、友人形成、価値の発見、没頭の対象。アイデンティティに関係するそういったいくつかの問題についていて自信をもてない。

(5)　感情の不安定性。ごくふつうの気分状態から突如抑うつ、いらいら、不安などへとシフトする。しかし、これらはふつう何時間とは続かず、もとの気分にもどる。ごくまれに数日以上にわたることもあるが。

(6)　一人でいることへの耐えがたさという問題。たとえば、一人でいることをできるだけ避けようとする熱心な努力。一人でいると抑うつ的になってしまうこと等。

(7)　自分の肉体に対する破壊的行為、たとえば自殺のジェスチュア、自傷、再三にわたる事故遭遇、あるいは殴り合いの喧嘩。

(8)　慢性的な空虚感ないしは退屈さ。

5　鑑別診断

「この境界型パーソナリティ障害をもつ人はしばしばまた分裂型パーソナリティ障害や、そしてまた演劇性パーソナリティ障害の診断基準に合致する。その場合は複数の診断名がつけられてよい」

ちなみに演劇性パーソナリティも、これまでのヒステリー・パーソナリティに代わってＤＳＭ－Ⅲにはじめて登場する名称である。これまでのヒステリー・パーソナリティとはヒステリーという神経症のいわばうすめられたものという意味合いがあったが、一生のうちにまったく神経症としてのヒステリーを現わさないヒステリー・パーソナリティもあれば、また逆にヒステリー・パーソナリティ的色彩をまったくもたない人にも神経症としてのヒステリーが現われうることが臨床的に知られるようになってから、「病的パーソナリティと神経症は共通の起源をもつ」という精神分析学的公準への疑問とともに、演劇性パーソナリティ障害といった命名がでてくる必要性が生まれた。もっともＩＣＤ－９（一九七九）では従来どおりヒステリー・パーソナリティになっている。

境界型パーソナリティ障害の記述からいま一つ「有病率と性差」を取りだしておこう。「有病率は知られていないが、かなり多いものである。女性のほうにより多く診断される傾向がある」

以上のようにＤＳＭ－Ⅲでは、境界例は「分裂病からパーソナリティ障害寄り」に移されているのだが、これにはＤＳＭ－Ⅲの作成者自身（APA Task Force on Nomenclature and Statistics）の間でも異論がないわけではなかった。そのことをＲ・Ｌ・スピッツァー[86]が明らかにしている。彼の論文から、上記のごとき基準決定に至るまでの手続きやプロセスを追っておこう。

スピッツァーによればＤＳＭ－Ⅲ作成に際しての guiding principle の一つは、臨床医の大部分が臨床上重要と認める状態 conditions であって、それ以外の状態から区別しうるだけの輪郭が描けるものはすべて入れようというものであった。ところで「境界」borderline という形容の冠される言葉は、文献を通覧すれば condition, syndrome, personality, state, character, pattern, organization, schizophrenia と実に多様であるが、大きく分けると、①比較的持続性の高いパーソナリティ像であって、instability（安定の欠如）と vulnerability（傷つけられやすさ）をその特性とするもの（ガンダーソンとシンガーのいう borderline patient, カーンバーグのいう borderline personality organization）、②つねに不変の精神病理性を呈し、かつ遺伝的にも分裂病性スペクトラム中に関係づけうるもの（養子研究 adoptive studies of schizophrenia で有名なヴェンダー、ケティ、ローゼンタールらのいう borderline schizophrenia）の二つに分けられる。

しかし、境界例を①のグループに属するとする人びとによって提供される criteria 間にもかなりの齟齬がある。たとえばガンダーソンとシンガー（一九七五）とナイト（一九五三）とカーンバーグ（一九六七）とグリンカーら（一九六八）の四セットを比べても、うまく合わない（ペリーとクラーマン）。しかしまた一方、ガンダーソンとシンガーの提出した criteria（後述）の一部には妄想の一時的出現とか、現実検討力に関する軽度の障害などがはいっているが、これはヴェンダー、ケティ、ローゼンタール[43]の borderline schizophrenia の記述中にもある事柄である。

そこでスピッツァーらは、通常 borderline といわれるとき、一つのカテゴリーでよいのか、それとも二つないしそれ以上を要するかを決定するため、ガンダーソンとシンガー型の①とヴェンダー、ケティ、ローゼンタール型の②のそれぞれを operationally に規定し、次いで臨床家が borderline とよんでいる病人のどれだけが、その criteria によってカバーされるかを調べる方法をとった。

まず最初②の borderline schizophrenia を意味するものとして schizotypal personality という語が選ばれ、①の borderline を意味するものとして（borderline という曖昧な語を避け）unstable personality という語が選ばれた。前者についてはヴェンダー、ケティ、ローゼンタールらとの討論をへて、後者についてはガンダーソン、ストーン、カーンバーグらの著述ならびに彼らとの討論をへて、いくつかの items がつくられ、それらの sensitivity（かかる case として正しく identify される case の比率）と specificity（non-case として正しくidentifyされるnon-caseの比率）が検された。この段階で前者すなわちschizotypal personalityのitemsは八つ、後者のunstable personalityのそれは九つとなる。

次いでこれが一般の臨床家によって支持されるかどうかを調査するため、一九七七年一月、ＡＰＡ（アメリカ精神医学会）の四千人に質問紙が発送された。その際留意されたのは、できるかぎり広く意見を求めること、いままでの境界例研究が入院患者についてしかなされなかった欠陥をただすため、病院以外の医師の意見も聞くこと、itemsの多くが行動特性に関することなので、よく知っている病人についてのみ記入してもらうこと、であった。上記のitemsに数個の非特異的itemsを加えたものを提示し、「二人」の病人（青年でも成人でもよし）についてratingすることが求められる。二人のうち一人はborderline personality, borderline personality organization, borderline schizophreniaのいずれかと診断されるケース、いま一つは中等度から重度の病態だが、精神病という診断はもとより「境界」というカテゴリーのいずれにも属さないと思われるコントロール・ケースを求めている。回収は八〇八セットであった（何人かの精神科医は「境界例患者を診ていない」「境界例という概念を信じない」というコメントのついた拒否を示した）。

八〇八セットの内容は米国の臨床医のこの概念に対する素顔をあらわしていると思われるので、参考までに要点を掲げよう。borderlineというときborderline personalityとする人三九パーセント、borderline personality organizationとする人二九パーセント、borderline schizophreniaとする人二七パーセント、その他四パーセントとなっている。男女比はほぼ一対二で、女に多くなる。年齢は十六歳から二五歳が三三例、二五歳から三五歳が四五例、三六歳以上が二二例。次いでその約四分の三はprivate outpatients（七三パーセント）、その他clinic outpatients（一四パーセント）、inpatients（一一パーセント）となっている。private outpatients と clinic outpatients とはどう違うのだろうか。前者は private な診療所での、insurance を使わぬ病人という意味か。最後に回答者の信奉する理論は psychological, psychoanalytic が五六パーセント、三四パーセントが折衷主義 eclectic、数パーセントが organic, behaviorist, social/community, other psychological, other と答えたという。ちなみにこの分布はスピッツァーらが「ECT（電撃療法）についての態度」のアンケート回収から得た回答者分布とそれほど違わないことから、境界例質問紙への回答者は米国の精神科医の意見を代表していると結論されている。

そして結局、回答を分析し、①borderline というグループを operationally に規定しうると考えること（sensitivity 九三パーセント、specificity 七五パーセント）、②borderline 概念は一つではなく、少なくとも二つの、比較的独立した major dimensions からなると考えるに十分の証拠があること、③しかし、二つの亜群は互いに排除し合うものではないこと、たとえば上記八〇八例中五四パーセントのケースは schizotypal にも unstable にも両方の criteria に合致し、したがって二つの personality diagnosis がなされて一向に差し支えないこと。さらにいえば、この二つの関係は depressive disorders と anxiety disorders のそれに似ていること。気分 mood の障害をもつ多くの病人が同時に不安と抑うつを体験するが、しかし臨床的には depressive disorders と anxiety disorders を分けるのが便利である。④borderline schizophrenia を主張する人びとは schizotypal という名に満足を示したが、かたや borderline personality という概念をこれまで多用してきた人は unstable personality という名称を不適切とし、borderline という表現の存続を希望したこと（理由はその personality は事実まったく stably unstable なのであって、たんに不安定なのではないということにあった）。⑤さらなる問題は、この二つへの分類が臨床的意味をもつか否かの検討のため、長期のフォロー・アップによって遺伝研究ならびに治療への反応の研究 treatment response studies のなされるべきこと、以上を記している。

3　ガンダーソンとシンガー、グリンカーとウェーブル

ここで、スピッツァーの解説中にしきりにでてきたJ・G・ガンダーソンとM・T・シンガー[18]の一九七五年の総説から「概念」にあたる部分を抽出し要約しておこう。膨大な文献をとおして共通の特徴を取りだそうとしたものである。もちろん文献の発表者は general psychiatrists から精神分析家、そして臨床心理学者と多様であり、当然その焦点も「症状と行動」「自我の働き方 ego-function」「内的構造」と分散する。そういった点を考慮しながら「大方の著者たちが境界的な人の大方を特徴づけると思われる一連の症状を取りだそうとした」ものである。

そのまま引用してみよう。

(1)　強烈な感情の存在 the presence of intense affect：ふつう激しい敵意、あるいは強い抑うつ感である。鑑別上は、感情の平板さがみられないこと、しかし喜びの感情のないこと、離人感情の存在することなどが重視されてよかろう。

(2)　生活史上の衝動行為 a history of impulsive behavior：多様な形がある。エピソード的行為（自傷、薬の過剰量服用）のこともあれば、慢性的な行動パターン（薬物依存、売春）のこともある。こういった行動は、目的は別であっても、しばしば自己破壊的な結果に終わる。

(3)　にもかかわらず社会適応性のよいこと social adaptiveness：良い学業成績、高い勤務評定、身なりや作法の適切さ、つよい社会的関心を示すこと。しかしこの一見の適応の良さはアイデンティティの

ある種の障害を反映するものかもしれない。模倣、つまり他者への即座で表面だけの一体化がアイデンティティのとぼしさをかくすからである。

(4)　短い精神病体験 brief psychotic experiences：妄想的性質をもつことが多い。妄想可能性は精神病体験のないときでもつねに現存している。精神病が表にでるのは薬物乱用時とか「しっかりと構造化されていない対人状況や対人関係」unstructured situations and relationships においてである。

(5)　心理テスト状況での特有の初見：ボーダーライン患者は、ロールシャッハのような構造の堅くないテスト unstructured tests では奇異的、脱現実的、非論理的、プリミティヴな反応を示す。しかし知能テストのようなより構造化されたテストでは示さない。

(6)　対人関係：すこぶる特徴的なことは次の二つの極の間を揺れることである。表面的で一時だけの関係と依存的な深い関係の間を揺れる。しかし後者の深い依存的関係は軽蔑や操縦や要求がましさのために台なしにされるのがつねである。

とくに解説としてつけ加えることはないと思うが、unstructured setting において、あるいはその structure が low になった状況において、彼らが退行しやすいということは、どの著者のボーダーライン研究からも取りだせる、いってみれば pathognomonic な基準《クライテリオン》だと、ガンダーソンとシンガーは強調している。なお臨床心理学者シンガー女史はL・C・ウィンとの分裂病の family study 以来ロールシャッハ等の心理テスト研究でも知られる人である。

ガンダーソンらと並んでここにあげるべきはグリンカーらの仕事であろう。グリンカーらは先にも述べたように四型の亜型をつくった。二冊書物[16][17]がでている。ここでは新しいほうの *The Borderline Patient*（1977）中から少し引用しておく。

1　**第一群——精神病と境を接する群**

「この群の病人は一般的にいって a sense of consistent identity をもたず、かつ他人と positive な関係をつくるのに非常な困難をもつ。一見、彼らは object relations を発展させようとする積極性を捨て去り、多少ともそういった場面から withdraw しているようにみえる。しかし彼らは孤独を感じ、抑うつ的で、周囲と他人を恨んでいる。この恨みは行動上に多くの出口をもってあらわされる。しかしそうしてもなお彼らのエゴはその現実適応機能を、一時的にかつ軽度に transcient and mild 解体する。かくて、inappropriate, nonadaptive, negative behaviors の上に一過性の精神病がスーパーインポーズされる」

2　**第二群——borderline syndrome の中核型**

「彼らは積極的に他者との友情、他者からの愛を求める。ただその仕方は次のように揺れる。ある対象へ向かって動こうとするが、すぐ不安になったり怒りがでてきたりして退いてしまい、結局孤独と抑うつを味わう。この様相はしばしば両価的とラベルされるものである。しかし現実生活では真の愛情はごくわずかしか体験できず、怒りと孤独 anger and loneliness のみが残る。彼らは精神病的になることはない。もっとも、客体との関係における近づいたり離れたりの動きが観察する側からみると混乱とみえることはあるが」

3　**第三群——適応のよい、しかし感情のない、そして防衛された as if 型**

「彼らは孤立しひきこもりがちだが、negative な感情ないし行動はない。彼らはつねに他者からさしだされる手がかりをもっており、その他者との関係の中で演じうる補足的な役割をなんとかつくりだすことで、他者との関係を保つよう企てる。かくして彼らはいわゆる as-if 性格を形成する。つまり他人に期待されるように振舞い、一見他人と深くかかわっているような外見を呈する性格である。しかし、彼らの演じる役割は相手次第なので、動揺しがちである。それが彼らの personal identity を感じにくくさせるゆえんである」

ちなみに "as-if" character とはH・ドイチュ[9]（一九四二）の命名になる。彼女は、外界ならびに自分自身への emotional relationship がそこなわれているか欠如しているにもかかわらず、そのことを本人自身まったく気づかないでおり、しかも、外見上一見まったく非のうちどころのない仕方で振舞うことのできるパーソナリティに注目し、かくよんだ。外界ならびに自分自身への現実感を感じない点では離人症と似ているが、離人症者のもつ鋭く痛切な「現実感喪失」の自覚と苦痛がない点で異なる。

4　第四群――神経症と境を接する群

「しばしばうつ病と誤診される。他人につきまとい、依存欲求が満足されないとグチをこぼし、悲哀をかこつからである。したがって外見上は他の三つの群より、positive な感情を他人にみせる。しかし consistent identity は欠けており、かつ他人に何かを与えるという capacity をもたない。その「しがみつき」clinging は対象を求めてのものでなく、ただ満足をうることにのみ定位されたものである。愛するという能力を彼らがほとんどもたないからである」

ガンダーソンとシンガーとグリンカーのそれを述べる以上、いま一つ「第二の時代」の代表者であるカーンバーグの診断に関する記述にもふれるべきだが、これについては意を尽した岩崎徹也氏[27]のご論文にゆずり、ここでは述べない。そのかわりに、J・C・ペリーとG・L・クラーマンの論文[78]（一九七八）について短い紹介を付したい。そうする意味があると思うのは、一つにはナイト、カーンバーグ、グリンカーとウェーブルとドリー、ガンダーソンとシンガーの四つの診断基準をつき合わせて分析を試みているからであり、二つにはその結果として、人びとによっていわれるborderline概念には少なからぬ齟齬があり、この概念はあるいは一つのillusionかもしれず、さらなる検討が急務であるという慎重論を提出しているからである。

彼らは①面接時の精神状態、②アナムネーゼ（personal history）、③面接時以外の対人関係、④防衛機制、⑤パーソナリティについての評価の五項について、四人の診断基準を比較している。その結果は上に述べたようにうまく合致しない。あまりにも合致しないといってもよい。しかし四つのうちの二つ以上で合致する特徴によって描くとすると、次のごとくになると彼らはいう。

まず面接室では「appropriately and adaptively だが、angry and negativistic な行動をする。情緒的には浅薄であるが、鈍感ではない。またその思考において連想弛緩はない。しかし彼の現実感覚は欠落している」。そしてアナムネーゼは「過去に退行もしくは短い精神病エピソードをもつ。ふつう何らかのlife stress か、もしくは精神療法中の転移が前駆する。面接室外での行動には一貫性がなく移り気で、リスト・カット、アルコール乱用、薬物乱用のような自己破壊が予見しがたい仕方で起こるのが特徴的である。性倒錯をもつこともある。創造的な行為はできない」。対人関係では「一般的にいって他人と情緒的交流をもつことは少ない。しかし、もし親密な関係が成り立つと、そこではdemanding, clinging, dependent behavior が目だったものになる。怒りっぽくもある」。最後に防衛機制とパーソナリティについては「防衛機制のなかでは外化 externalization と行動化 acting out がきわだっている。それに加えるとすれば投影と他者からのひきこもりであろう。精神病的でないときも consistent identity がない。つまり identity diffusion の状態にある」。

4 米国以外の研究

1 英国

モーズレイ学派主導といわれるＩＣＤ（国際疾病分類）にはその最新版（九版）にも borderline なる語がみられない。この点でＤＳＭ－Ⅲと対蹠的である。また英国の official journal にも境界例関係の論文をみかけることは、ごく少ない。しかしながら、英国の児童精神分析家Ｍ・クライン女史[47]一派の schizoid 論が上述のカーンバーグ、マーラー、マスターソンらの境界例論の形成に際して、最も多く取り入れられた理論であることに注目するなら、むしろ今日の境界例論の源泉は英国にあるということになるかもしれない。クライン一派の業績については、有名なガントリップ[22]、フェアバーンの schizoid 論とともに、わが国へのその紹介者でもある岩崎氏の論文にゆずり、ここではＲ・Ｄ・レインが『ひき裂かれた自己』（一九六〇）中で掲げる多くの症例が境界例であること、それを彼はやはり schizoid と診断していることを述べるにとどめよう。

2 フランス語圏

歴史的にいくつかの概念を取りだせるものの、境界例という英語に相当するそれは代表的な雑誌においてまったくないか、あってもごく軽くふれられているだけである。しかし歴史的概念としてはＨ・クロードのいう schizoses、H・エイのいう schizo-névroses がある。この二つの概念をめぐる記述をエイの *Manuel de Psychiatrie* 中の分裂病の formes mineures のページに求めよう。(11)

(a)　**単純分裂病**

これについてはブロイラー、ディーム、ウィルシュ以上のことが記述されているわけではないので、次のような一文を引用するだけで、あとは省略しよう。「このような病人は社会的な仕事を捨てパリを徘徊するにもかかわらず、決まった時間に家を出、決まった時間に帰るので、一年以上も家族の目に「正常に」生活しつづけているものとみなされることもある。またある患者ではその自閉傾向を実験室内に閉じ込めることができるので、近親によって発明家・研究家とみなされることだってある」云々。

(b)　schizo-névroses

分裂神経症とでも記すべきか。エイはこれがホックの偽神経症性分裂病、クロードの schizoses にあたるといっている。前者についてはよく知られているが、後者については十分の紹介がないように思うので、別の記述中からその部分を抜き書きしておこう。

「……クロードが schizoses という群のもとにまとめたのは、分裂病とそしてある種のヒステリー性の面をそなえたすべての型である。分裂質（schizoid）の上に生じるその経過はゆっくりと進行するものでなく、継時的なシュープの形をとり、シュープのインターバルでは、「精神病レベルのシュープ」から治癒した病者は「神経症的な」状態にもどる。比較的しばしばあるこの型は、crises（爆発）のあること、そして神経症構造と関連のあることによって特徴づけられる。つまり、病人は生命レベルの葛藤に対し二つの応答様式を交替させる。神経症的様式（これは彼の存在の基盤である）と精神病的様式（急性精神病による爆発）。こういうケースの研究ではクロードはG・ロビン、A・ボレルとともに功績をもっている

（一九二五）。爆発と背景の神経症構造について述べる。

爆発 crises について：クロードは、この crises の爆発的でかつ遁走的（一過的）な様子を特徴づけるため schizomanies という言葉を用いた。しかも彼はこの中に二つの主要型を分けた。一つは rêverie imaginaire の主導的なタイプ、いま一つは bouderie négativiste（拒絶的な仏頂面）のタイプである。それはしばしば激しい（憤怒、緘黙、周囲への反抗をあらわす拒食、興奮、色情行為、代償的な大言壮語）。しかし、こうした表現の最もドラマティックな現われの只中でさえ、環境とのコンタクトを完全に失っているという印象を彼らは与えない。crises は病人の生活史との了解的な関連なしには起こらない。

névrose sous-jacente（伏在している神経症）について：これは重症の神経症である。われわれはヒステリーの項で神経症レベルのありうる様態（神経症的発作、もうろう状態、健忘、カタレプシー）から精神病レベルのそれ（離人症、妄想、思考の discordance、カタトニー）を粗描したが、同様に、ここでも次のような移行を追うことができるだろう。「重症の脅迫症、つまり闘いとそして有効かつ固定的防衛機制をもった神経症性堤防 un versant névrotique から、闘いの姿勢を放棄することの表現であり、かつ結果であるところの精神病的堤防 un versant psychotique へと移行する」

3 ドイツ語圏

ドイツ語圏にも厳密にいえば、ビンスワンガーの *polymorphe Form der Schizophrenie*(5)（1957）以後に、境界例的ケースについての論議は皆無であったといって過言でないと、われわれは思う。G・ベネデッティ(6)による Das Borderline Syndrom という総説（一九七六）はドイツ語圏におけるはじめての米国力動派の研究の紹介であるが、その文献欄にもドイツ人の論文を発見することはできない。ベネデッティ自身もこの論文で自家例をあげているが、その考察は米国、英国の分析派の祖述をなぞる以上のものでない。上記ビンスワンガーのそれは症例ユルク・チュントの「診断」の項で述べられている概念である。その一節を引用しておこう。「神経症か精神病かの問題を、最後にもう一度考えてみよう。……実質的な精神病的・分裂病的主症状を欠き、かわりに神経症類似の病像を呈している場合にも（単に重い分裂質でなく）分裂病が成立しうることを、本例も他の症例と同様に示している。しかもこの神経症類似の病像というのも、詳細に調べてみると、やはり純粋な神経症の場合の現われ方や「機構」とは違っており、強迫症というよりはむしろ妄想のほうにはるかに近いことがわかる。それからまた、これらの病像はその進行性の経過により分裂質から区別される。そのきわめて多形性の遺伝歴、多種多様の「神経症類似」ないしは「精神病質様」の現われ方や「性格学的な歪み」によって、単純性分裂病の単なる痴呆型と区別される。したがって多形型分裂病の名称がふさわしいと考えられる」（新海、宮本、木村（訳）、第II巻、一五八頁）。ホックらの記述に大変よく似ている。ユルク・チュントには入院歴もある。分裂病圏内で考えられているが、上述のＤＳＭ－IIIでいえば、もちろん schizotypal personality disorder にはいろう。

教科書中で境界例を肯定的に扱っているのは、われわれの知るかぎり、シュルテとトーレのそれくらいである。ただしとくに新しい記述はない。

Ｍ・ブロイラーは *Psychiatrie der Gegenwart*（1972）中の Klinik der schizophrene Geistesstörungen 中で、分裂病と躁うつ病の境界設定の不鮮明さに比すれば、分裂病と正常者・神経症者・精神病質者との間の境界の不鮮明さはとるに足らぬまれなことであるとして、積極的な目を向けることを拒んでいる。

ドイツ語圏では Grenzfälle というとき、経過のよい、痴成に至らないケースという意味で使われることがふつうであって、たとえばキスカーの Egopathie とかレーバルトの Emotionspsychose などがはいる。ただ、今日の米国の境界例論でも話題になるフロッシュ(12)の psychotic character をベネデッティ、キンド、ヴェンガー（一九六七）は Grenzfälle に入れているのが目につく程度で、米国風の境界例とのクロスはまったくない。もっとも「境界」例を必ずしも米国の力動精神医学発祥の概念と限定せず、精神病と非精神病状態の境界の意に解すれば、歴史はもちろんドイツのクレペリン、ブロイラーあたりにさかのぼらざるをえまい。クレペリンには Zwischengebiet, zwischen krankhaften Zuständen und persönlichen Eigentümlichkeiten という項目があり、ブロイラーには周知の latente Schizophrenie がある。そうすれば当然ディーム、ウィルシュの einfache Schizophrenie、ウィルシュ、ブランケンブルクの symptomarme Schizophrenie、シムコ(83)の neurotisch geprägte Schizophrenie などもこの系列に入れなくてはならないだろう。einfache Schizophrenie 等との関係については、鑑別診断の項にゆずる。

4　北欧圏

北欧のT・ヴァンガード（デンマーク）は早くから borderline について論じている。例の schizophreniform states の提唱者G・ラングフェルト（一九三九）をはじめ、近くは non-regressive schizophrenia を古典的な regressive schizophrenia と比較したG・E・ナイマンら（一九七八）等、北欧は臨床的研究に一家言をもった人の多いところのようである。

ヴァンガード(98)の主張は明快である。なぜなら分裂病圏内のものとして、その症状、鑑別診断について具体的に述べるというスタイルをとっているから。症状より構造 structure ないしは underlying matrix を論じる傾向のある今日の borderline 論の中では、その具体性は有用と思うから、少し引用しておこう。

Schizophrenic borderline persons の臨床像では分裂病様の精神病状態はごく短く、必ずもとに復し、その他の大部分は、ふつうの臨床的意味では精神病的といいえない状態ですごされる。しかしその一見の正常性こそ診断的にも治療的にも重要である。そしてそれは次のような術語によるとき、より正確に記述しうる。

①pseudonormality, ②pseudoneurosis, ③pseudopsychopathy

このうちとくに彼が力を入れて書いているのは第二の pseudoneurosis である。この著者には早く Neurosis and pseudoneurosis という論文があって（一九五八）、本当の neurosis といかに borderline の呈する一見の neurotic states が違うかを言語化する努力がなされている。ホックらの pan-neurosis, pan-anxiety 以外にいくつもの鑑別診断を述べてある。そのうちのおもな二、三を掲げると、①典型的神経症の症状形成には、それによって内なる葛藤が意識から排除されるという一次利得があることがフロイト以来知られているが、それがこの pseudoneurosis ではない。その結果、典型的神経症の場合のように、本人自身がその症状のもつ防衛的意味に気づかず、症状を無意味で余計な異物と思う、ということはない。症状の意味を本人がある程度以上知っている。②loss of control の恐怖がつよい。③他人との密接な対人関係を避ける。④典型的神経症が症状形成あるいは性格（防衛の）形成によって間接的にだが他者に求めるところの無意識的満足 emotional secondary gain が borderline の人にはない。たとえば borderline の人は結婚しても（neurotic な人がするように）配偶者から emotional secondary gain をもぎとろうとしないし、配偶者のほうも患者である相手にそのような利益を与えることから得る秘かな満足をもちえない。だから、神経症者の結婚の場合のように、一方の側の精神病理症状が positive な形で両者の婚姻関係の中にはいり込むことなく、双方にとってたんなる障害のままで残る。医師－患者関係においても同様にemotional secondary gainを医師から得ようとする努力がみられない。このことが診断上も治療上もキーになる。⑤対人関係はナルシスティックで、相手の中に自分自身の姿をみる。「彼は私を理解してくれている。彼は私とほんとによく似ている。そっくりだ」。⑥感受性亢進。他人のする特定のごく些細な所作、くせ等に特異的idiosyncraticにこだわる。慣れるということがない（dehabituation、ナイマン）。⑦anhedonia（hedon = pleasure）がある。生きることのうちに何の喜びも見いだしがたい。すべてが、自分の感情も含めて色あせ、生気に欠ける。

いま一人スイスのJ・モーダスティン[57]（一九八〇）の論文は発表誌がスカンジナヴィアのものだから、その紹介をこの北欧の項に加えることもゆるしていただこう。短いが要を得たこの論文はborderline conceptsに三種ありとする。①分裂病の一特殊型としてのそれ、②パーソナリティ障害ないしは精神病質というgeneral categoryに入れうるものとしてのそれ、③パーソナリティ障害の一特殊型としてのそれ、の三種である。

①については付言する要はなかろう。モーダスティンによればシュマイドバーグ、カーンバーグは、②である。シュマイドバーグはborderlineとはnormalityとneurosesとpsychogenic psychosesとpsychopathyのそれぞれにborder（境を接）する臨床単位をいったが、その実この中にdepressives, schizoids, paranoids, querulants, hypochondriacs, antisocialsという亜型を入れており、したがって彼女の記載した状態はpsychopathyにborderするのではなく、psychopathyそのものである。カーンバーグのいうborderline personality organizationというのも、そこから症状が発展してくるunderlying matrixである。つまり①自と他が十分に分離しえないという意味でのidentity diffusionの症状、②分割splittingを中心とするprimitive defensive operation、③にもかかわらずreality testingの保たれていることであ

るが、これらの structure は paranoid, schizoid, hypomanic, impulseridden, infantile, narcissistic, as-if（ドイチュ、一九四二）、antisocial personality などのすべてがもつものである（ただ hysterical と obsessive-compulsive と depressive personality の三つだけはもたない）。ということは psychopathy と同義である。その他リンズレイ（一九七七）やジョバチーニ（一九七八）も同様の見解を吐露しているとモーダスティンはいう。

最後の③ personality disorder の一特殊型としてのそれは上述のガンダーソンとシンガーの考え方にあてはまる。しかし、彼らも分裂病、神経症、その他の診断カテゴリーから borderline patients を区別することには成功したものの、「borderline とはいえない personality disorders をもった病人」からの区別には十分成功していない。しかし結局はＤＳＭ－Ⅲの提案のように、schizotypal と unstable（borderline）の二つを分けるのが、いまのところ合理的であろう。前者は①にあたり、後者は③にあたる、と。

5　日本における研究

諸国の文献を通覧するかぎりでは、日本が米国に次いで境界例研究の盛んな国のように思える。その理由はいろいろ考えられよう。たとえば、急速な経済成長、高学歴化、中産階層化、青年期延長等社会文化的要因がこの種のケースを多発させたからかもしれない。その可能性は十分ある。ケースが増えれば臨床家はそれへの応対を余儀なくされる。またこういう要因も考えられてよいだろう。境界例が今日のような形で話題にされるはるか以前から、村上仁[63]らによって分裂病と神経症の限界は、必ずしもドイツ学派の主張するほど明確でなく、移行のありうることが指摘されていた。また布施邦之[15]も神経症と内因精神病との境界域を早くから論じていた（一九五五）。いわば境界例研究の土壌がすでにあったといってよいかもしれない。

さて「境界例」というアメリカ由来の術語に筆者らがはじめて接したのは、井村恒郎の「いわゆる境界例について」[28]（一九五六）という小論文であった。そこではグローバー、ジルボーグ、ホック、アリエティ、フェダーンの考えがすでに要を得て解説されていたのみならず、自家例にもとづいて、①ホックとポラティンのいうように pan-neurosis, pan-anxiety が確かに認められること、②その精神療法中に transference が生じやすく、しかもそれが古典的な精神分析状況のきびしい制約によってそこでの実現を阻まれるとき、たまたま知り合った第三者に「再転移」することがあげられていた。ともあれ、井村は境界例概念の重要性をいち早く見抜き、われわれ自身による臨床的観察の要を説いた。ちなみに当時は力動論的見地、精神療法可能性などがしきりに論じられ始めたころであった。

井村に続いて精神分析畑から武田専が『境界例研究』[88]（一九五八）を出版した。そのほか地方会の抄録だが梶谷哲男[30]もこれについて論じた（一九五七）。以来、境界例研究者は次第に増え、一九六四年には日本精神神経学会が「神経症と分裂病との境界領域」なるシンポジウムを組むに至っている。島崎敏樹氏の司会のもとに、堺俊明、倉持弘、藤縄昭、小此木啓吾の四氏[81]が遺伝から精神療法に及ぶ話題を提供している。いまからふり返ると、当時の関心の中心には分裂症軽症例への精神療法があったのではないかと思われる。加藤清ら[40]、笠原嘉ら[32]、小此木啓吾[75]、北田穣之介[44]、河合洋[41]の境界例研究はすべて精神療法経験をもとにしたものである。ちなみに当時しきりに紹介され、かつ追試されたフロム－ライヒマンらの「分裂病」の精神療法のテクニックは、現在そっくりそのまま「境界例」の精神療法のテクニックになっているといっても過言でないようにわれわれには思える。最近のE・R・シャピーロの総説などを読むとその感がつよい。

その後、いま一度一九七〇年に精神病理・精神療法学会が「境界例の病理と治療」と題するシンポジウムを企画した。折からの学園紛争のため口演はされなかったが、「精神医学」誌（医学書院）上にはでている。土居健郎・畑下一男両氏の司会下に野上芳美[71]、小此木啓吾[77]、神田橋條治[31]、安永浩[102]の諸氏が論文を提出している。このこともまたわれわれ日本の臨床医がこのテーマへの関心をますます増大させたことの一つの現われであろう。この特集でわれわれがいま注目する点は二つある。一つは、すでに述べたが、土居[10]がまえがきの中で、境界例の中には分裂病と神経症との境界にまたがるというより、分裂病と正常との境界にまたがると理解するほうが当を得ているケースがあるといっていることである。すでにこのことはシュマイドバーグによって指摘されたことではあるが、当時なお境界例といえば分裂病と神経症の中間域と考えがちであったわれわれに示唆するところ大であった。今日の境界例は、事実、精神病と神経症の同居というより、精神病と正常性との同居の可能性のあることを如実にわれわれに示すものが多い。土居はそこでこういっている。「正常といっても仔細に検討すれば必ず神経症的傾向が見いだされるが、それでも人格全体のバランスが安定しているので、日常生活にさほどの支障がなく、一応正常として通るわけである。同じようにいわゆる境界例が不安定の中にも安定しており、永年の経過をみても精神病に移行しないということは、まさしくそれが精神病的特徴とともに正常心理に近いものをも所有しているからであるといえないであろうか。……」一九七〇年の特集で注目すべき第二点は、安永の述べる社会病理と境界例の、かなりソフィスティケートされた考察であろう。これについては、しかし「社会的背景」に関することなので、ここでは省略する。

一九七〇年代にはいり日本でも境界例への関心は続いた。笠原、加藤（雄）[35]（一九七三）と笠原、村上

（靖）[36]（一九七四）はともすれば曖昧になりがちなこの領域を整理するため、十年の経過を追った治療例にもとづき、ホック型の「より精神病に近い」群と、いま一つ「より神経症に近い」群とに二大別することを提唱した。これは今日のＤＳＭ－Ⅲの二分説と軌を一にするものである。さらに笠原らは後者、つまり「より神経症に近い」群中に「強迫と妄想」の関係が問題になる病像があることを述べ、これを一つの臨床単位として輪郭づけようとした。わが国の神経症論が昔から中心にすえてきた対人恐怖症研究の延長上に発見することのできる境界例的病像であって、いわば日本的独自性をもつ境界例研究である。それは足立博[1]、鹿野達男[82]らがはじめに症例報告したいわゆる「自己体臭恐怖」と、笠原が注目を促した視線恐怖中の「自己視線恐怖」と、その周辺の（森田学派の従来の指摘になる対人恐怖に比しやや重症の）病態とからなる。これらを一括して笠原、藤縄、松本、関口は「重症対人恐怖症[34]」および、植元、村上（靖）[94]らは思春期心性の関与を重視し「思春期妄想症」とよんでいる。また内沼幸雄[92][93]も同様に重症の対人恐怖症に着目し、人間学的考察を深めた。また村上（靖）[64][65][66]らは綿密にその症候論を整理し、類症鑑別の意味で破瓜病との関係を論じるなどして、これらの一群の研究にいっそうの彫琢を加えた。

同じく臨床単位の提唱という形で、笠原[38][39]が退却症 withdrawal（or avoidant）reaction とした一群の病人の中にも、境界例にはいるケースがありうるので、ここで簡単にふれておきたい。退却症というネオロギスムは一般性がないから apathy syndrome（Ｄ・Ｌ・ファーンズワース）といってもよいが、要するに①主観的に無気力、無関心と無感動、そして生きがい・目標・進路の喪失が自覚されるのみで、症状神経症者のごとき不安・焦燥・抑うつ・苦闘・後悔など egoalien な症状をまったくか、ほとんどもたず、したがって自ら治療を求める動機にいちじるしく欠ける。②世界からの退却・逃避・周囲の期待に対する裏切りという「陰性の行動化」を行なう。その退却はふつう本業的生活領域からに限られ、本業以外の生活領域への参加にはそれほど抵抗がない。③ときに micropsychosis 的な状態に陥るが、長期経過では典型的分裂病への移行はない。④広義の obsessive personality の持ち主である。⑤後期青年期からヤング・アダルトの男性に多い。⑥ときにうつ病との鑑別に困難を感じる。

要するに、昨今話題になる治療意欲の少ない青年（とくに高学歴青年）の一型であるが、精神病と正常との境界状態の一種という意味で、境界例にはいろう。ただ、ＤＳＭ－Ⅲの schizotypal にはもちろん、borderline（unstable）personality にも入れがたい。同じＤＳＭ－Ⅲに avoidant personality という語が新設されている。これにあたるのかもしれない。

一九七〇年代のその他の大きな特色としては日本の精神分析家たちがカーンバーグの理論の紹介、カーンバーグの理論の出所とでもいうべきＭ・クライン、Ｈ・ガントリップ、Ｗ・Ｄ・フェアバーンらイギリスのクライン学派の対象関係論を精力的に紹介しだしたことであろう。とくに splitting（分裂）という防衛機制が borderline adolescents の acting out の理解に資した度合いはすこぶる大きい。そのほか北田穣之介[45]（一九七四）もまた分析学派の研究の近況を紹介している。また西園昌久[69]も青年期問題の特集の中でその「対人関係論」（一九七七）についての、また「精神分析」誌上で「行動化について」（一九七九）の総説をものしている。

この線上に数多くの境界例治療報告が主として精神療法関係雑誌（「精神分析研究」「季刊精神療法」）上に発表されていることも述べておく要があろう。この一、二年の文献だけでも次のごとく多数がある。馬場禮子[3]（一九七六）、中野良平[68]（一九七八）、平山正実[23]（一九七八）、野中幸保[72]（一九七八）、安岡誉[103]（一九七八）、そして「季刊精神療法」が行なった特集「境界例の精神病理と精神療法」（一九七九）の著者として大原貢[73]、平井浩、牛島定信[96]、武田専[90]、福島章[14]、北田穣之介[45][46]、中村興睿[67]がある。また『青年の精神病理2』(弘文堂)の中で皆川邦直[56]は「前青春期より初期・中期青春期における境界例」について論じている。青年の境界例 borderline adolescent について得た臨床的知識を、一段下の preadolescent にまで及ぼそうとする試みである。米国とともにわが国にもそのような対応を必要とするケースが増えつつあるという現実がある。今後の一課題であろう。

最後に境界例関係の洋書で翻訳書をいくつか掲げておこう。早いものでは先にあげたR・D・レイン(阪本健二ほか訳)『ひき裂かれた自己』(みすず書房、一九七一)、H・スポトニッツ(神田橋條治、坂口信貴訳)『精神分裂病の精神分析』(岩崎学術出版社、一九七四)、M・バリント[4](中井久夫訳)『治療論からみた退行——基底欠損の精神分析』(金剛出版、一九七八)、J・マスターソン(成田善弘、笠原嘉訳)『青年期境界例の治療』(金剛出版、一九七九)がある。

6　鑑別診断あるいは近接カテゴリーの紹介

境界例という概念が曖昧性を蔵している以上、鑑別診断が果てしない論議になる危険は大きい。ここではその不毛を避けるため、最小限の考察にとどめようと思う。

鑑別というとき第一に取りあげるべきは、単純型分裂病であろう。この概念について論じるとなると容易でないから、ここではただJ・ウィルシュ以来知られるところの、そして最近ではブランケンブルク[8]がその人間学的研究で取りあげたところの単純分裂病(あるいは寡症状型分裂病)中に、ごくまれにみられる「自省可能型」が、ここでいう境界例と相覆うところのあることを指摘するにとどめたい。ウィルシュ[100]は一九三九年の「単純分裂病の精神病理」という注目すべき論文で、十三例のケース・スタディを行なった。そのうち最後の二例（二五歳発病の女性例、十七歳発病の女性例）は、はっきりわからないが自分が変化したことは自覚でき、そしてそれに対して態度（innere Haltung）をとろうとするのだが、どうしてもできない。いいかえれば自我と内的姿勢の関連が障害されている。自己形成の「欠如」であって、他の分裂病類型のように妄想や幻覚を産出したり、あるいは児戯的な（läppisch）仕方ででも共同世界との関係をつくろうとするところが根本的にない。いってみれば自己形成の「失敗」もしくは「異常」とは異なるSonderfallだ、とウィルシュはいう。そしてこういう自覚型の単純型分裂病は分裂病の基本障害をそのまま示すという点で特別の価値があると述べた。この考え方は後にブランケンブルクの人間学的研究の中で再び陽の目をみる。彼の示す症例アンネは痛々しいほど内省的で、そしてついに自殺する。ブランケンブルクもまたこの寡症状型分裂病の中に分裂病の精神病理学的モデルをみる。

しかし単純型分裂病が疾病類型として残るに値するか否かの論議は、今日では境界例を認めるか否かの論議に比すれば、有用性の少ない論議であろう。しかも他方において、分裂病というラベル貼りがもたらす二次的な人工的疎外ないし蔑視が分裂病の経過に少なからざる悪影響を及ぼす危険について警鐘が打たれ、分裂病概念をできれば狭くしようとするのが世界的な一つの趨勢になっている。DSM－IIIもその guiding principle の一つにそのことをあげている。そういう点を考えると、かつての単純型分裂病は今日ではひとまず境界例として再考察の対象にしてよいように思える。E・ブロイラー[7]は一九一一年のモノグラフ中で「それ自体として治療されることは最もまれであるとしても、最も頻繁にみられるもの」として分裂病圏に入れている。はたして今日の目からみるとどうであろうか。

その他類破瓜病（Heboidphrenie）もあるが、これは今日ほとんど死語であるから省略する。

第二の鑑別は personality disorder 中でのものである。筆者らのみるところ境界例研究は米国、英国において personality disorder 論をより豊かなものにした。borderline states の歴史を書いたJ・E・マック[55]によると、英語圏で antisocial 以外の personality deviations への関心が高まったのは一九三〇年代からであるという。ともあれ、われわれは as-if character（ドイチュ、一九四二）、psychotic character（フロッシュ[12]、一九六四）、narcissistic personality（コフート[49]、一九六六、H・タルタコフ[91]、一九六六、カーンバーグ、一九七〇）、schizoid（クライン、ガントリップ、フェアバーン、レインらイギリスの精神分析家）などなどをDSM－IIIの borderline personality ないしは schizotypal personality へと到着するまでの道程上に見いだすことができるし、またこれらは今後境界例論議のつづくかぎり近接カテゴリーとして俎上に上るものと思われる。

なかでも重要なのは narcissistic personality であろう。これについてここは詳細を論じる場所でないが、要点だけをいうと、①borderline personality より ego defect の一段軽いタイプの障害と考えてよい。②スタントン[84]にしたがってその特徴を記すと、不安への耐性低下、衝動の抑制（ないしは満足の一時的延期）の障害、一連の特異的な自我障害である。最後の自我障害とは、(a)一見正常で、職場や個人生活に異常をみず、活動力も表面的には十分ある。しかし、(b)その対人関係においていくつか特徴がある。他者の中に自分とそっくりの像ないし特性を知覚することによって（鏡像の知覚）その人との対人関係を支配する傾向。すべての善をそうした理想的人物に付与し、すべての悪を彼以外に付す、という単純にして頑固な二分主義、それが裏切られたときの自己愛的な憎悪。その人がいなくなったときの別人への素早い乗りかえ。それから起源の古い万能感の出現、(c)治療関係におけるアクティング・アウトなど。

タイプがいくつかあって、たとえば①社会生活からひきこもりがちで、万能的空想を一人大切にしているタイプ、②一見活動的で露出的でさえあるが、他人との深い関係をつくることのないタイプ、③不断に自己犠牲的で、自分が道徳的に superiority をもつという幻想を内にいだくが、同時に抑うつや快楽不能に悩まされるタイプ。

臨床的には、嗜癖者、持続的な性倒錯者（売春者等も含む）、はっきりと限定できない職業的犯罪者（これ以上の詳しい論議を知るにはコフートとカーンバーグをみよ）。これが borderline personality（organization）と違うのは、後者には次のような付加的な症状が加わることである。①いわゆる短い精神病状態とか、それほどでなくとも一過的な軽い意識の障害、たとえば離人症、現実感喪失、解離 dissociation、②怒り、不安、孤独感、anhedonia（あってよい快感がまったく感じられないという痛切な意識）、それに伴う自傷行為、③そこからの脱出の手段として利用される、しばしば表面的な、しかし同時に怖れられるところの対人関係。ちなみに narcissistic personality は二つの borderline 関連の personality disorder とは別項として、DSM－IIIにはいっている。

その他、ドイツ起源の精神病質との関連についても、ここで一考しておいたほうがよいだろう。Haltlose, Selbstunsichere, Anankasten, Hysteriker 等は borderline personality と相覆うところがありえよう。しかしながら、もっぱら記述的なこれらの類型と、より多く structure, defense mechanism に注目しての borderline personality 概念を対比することには、想像以上に困難を感じる。いま少しいえば、平均的正常からの「逸脱」に目をこらしての類型設定と、早期の発達心理学的「欠陥」によって説明しようとする類型設定との相互間に対応を求めることにはいささか無理がある。

次に、うつ病ないしうつ状態との鑑別にも数行を費やすべきだろう。とくに青年期の境界例の場合、抑うつは少なくとも一症状という以上の重みをもって、その病像を彩っている。anhedonia, apathy, depression, inhibition は、そこでは截然と分かつことが困難なほど、もつれあって一つになっているという感がつよい。また、はじめ典型的うつ病とみたケースが、やがてapathy的になり、なかなか現実復帰できなかったり（広瀬[24]）、逆にはじめapathy, anhedonia-likeな状態像であった人が、やがて典型的うつ病像を呈したりするのをみると（笠原[38]）、青年期に関するかぎりborderlineとdepressionの関係はクリアーにはいかないのかもしれない。ロビンもまた、borderlineとaffective disorder, neurotic depressionとの関係をいっている。

しかしながら、うつ病概念を整理し、うつ病の診断に際しても「病前性格－発症契機－症状－治療への反応－経過」、さらには家庭像、背景文化像といったように多くのaxisをおいて多元的multiaxial, multidimensionalに行なえば、それほどしばしば典型的うつ病と境界例とが混同されることはないだろう。多元的診断の一例としての笠原・木村の分類によれば第四類型（循環病の仮面をかぶった分裂病）が、borderlineとの鑑別上問題になる。この偽循環性分裂病については、森、木村[59]の論文がある。

最後にマスターソンら[53]のborderline adultについて一言して終わりたい。『境界型青年』の著者である彼は、その考え方を敷衍して一見正常な社会的機能を果たしてきた成人にも、境界例的心性が暴露し、splitting等の防衛機制の用いられるケースのあることを指摘し、たくみにも境界型成人と名づけた。そして最近ではジョバチーニ、カーンバーグ、シールズの三人とborderline adultの精神療法を論じた書物[54]をだしている。

もっとも、こうした考えには前駆者が何人かいることが文献によって知りうる。たとえばレイン（一九六一）にでてくるケースにも年齢的にadultケースがあるし、とくにタルタコフ[91]（一九六六）は元来境界例的な青年がその輝かしい才能のゆえに社会的に成功し、社会からの賞賛を得、それによって彼のomnipotent and grandiose character elementsを強化され、破綻することなく生きる人間を描き、narcis-

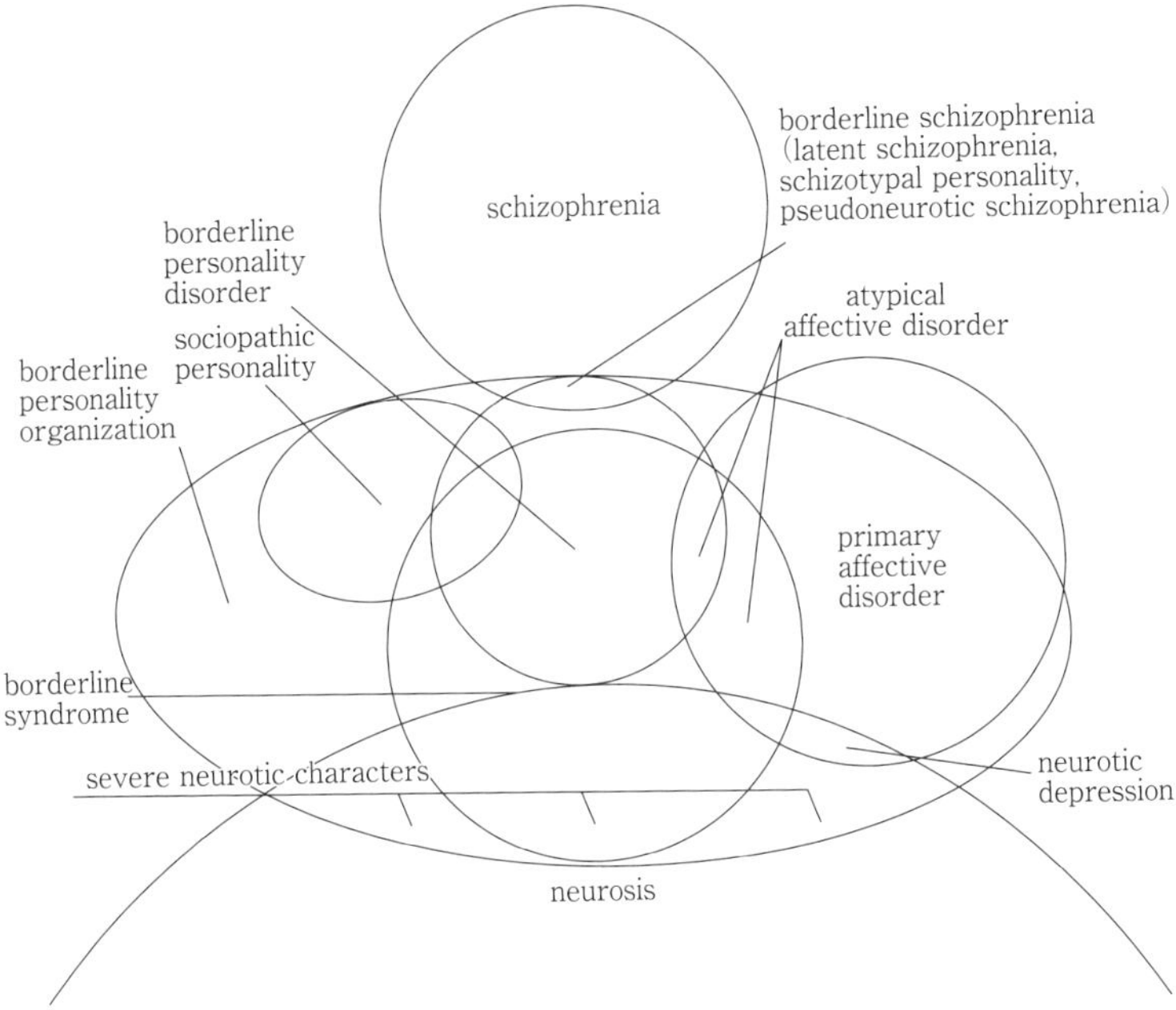

図1　The borderline; Interrelationships among overlapping diagnostic categories (Gunderson, J. G., 1978)

sistic personality と診断しているが、これなども見ようによっては（破綻の可能性をもった）borderline adult といえよう。われわれの周囲にも、たとえば輝かしい才能のうちでその青年期を送り、賞賛の中にありながら、中年期にはいって、了解しがたいスタイルの自己顕示や自殺をはかった作家などがある。なお borderline adult に似たケースに、森[60]が偽循環性分裂病の中年型として提示している二例があることを、つけ加える。

あとがき

以上、一九八〇年の時点での境界例概念について、米国の研究の紹介を主として行なった。また、わが国も米国についで境界例研究の盛んな国といえるであろうことも、付加的に述べた。

今日、境界例研究はいわば「第二」のブームをむかえており、その概念も第一の時代に比べてかなりきめ細かになったことは、前に示したごとくであるが、それでも依然として境界例概念が境界例的曖昧さを有しており、諸家による一致した賛同を得るにはいましばらくの、そして教科書中に一章として記載の場を得るにはさらにかなりの時間を要するであろう。この概念の現状況を示すためにJ・G・ガンダーソン[20]が描いた図を借用しておこう（図1）。ここでは境界型パーソナリティ障害のほうはschizophreniaと関係がうすいとしても、分裂型パーソナリティ障害のほうはpseudoneurotic schizophreniaと同一視され、schizophreniaの円環内に取り込まれている。またaffective disorderとの関係も描かれている。この図の曖昧さをみるか、分化をみるか。

ともあれ、今日わが国の臨床において境界例概念を必要とする病像が少なからず出現しつつあることは否定できない事実のように、われわれには思える。治療論への要求を第一として、このテーマはわれわれを刺激するものの一つであろう。

文献

（1）足立博「私は嫌な臭いを発散させているという患者について」精神神経学雑誌、六二巻、八一八頁、一九六〇年。
（2）青木勝・大磯英雄・村上靖彦・石川昭雄・高橋俊彦「異形恐怖 Dysmorphophobie について——青年期に好発する異常な確信的体験（第四報）」精神医学、一七巻、一二六七—一二七五頁、一九七五年。
（3）馬場禮子「Schizoid phenomena を呈する症例の通院治療」精神分析研究、二〇巻、一四〇—一四九頁、一九七六年。

（4）Balint, M.（中井久夫訳）『治療論からみた退行』金剛出版、東京、一九七八年。
（5）Binswanger, L.（新海安彦・宮本忠雄・木村敏訳）『精神分裂病II』みすず書房、東京、一九六一年。
（6）Benedetti, G.: Das Borderline Syndrom. *Nervenarzt* 48, 641-650, 1977.
（7）Bleuler, E.（飯田眞・下坂幸三・保崎秀夫・安永浩訳）『早発性痴呆または精神分裂病群』医学書院、東京、一九七四年。
（8）Blankenburg, W.（木村敏・岡本進・島弘嗣訳）『自明性の喪失』みすず書房、東京、一九七八年。
（9）Deutsch, H.: Some forms of emotional disturbance and their relationship to schizophrenia. *Psychoanal. Q.* 11, 301-321, 1942.
（10）土居健郎「『境界例の病理と治療』への序言（はじめに）」精神医学、一二巻、四六六—四六七頁、一九七〇年。
（11）Ey, H., Bernard, P. & Brisset, C.: *Manuel de Psychiatrie.* p. 586-589, Masson, Paris, 1960.
（12）Frosch, J.: The psychotic character. *Psychiatr. Q.* 38, 81-96, 1964.
（13）藤縄昭「自殺漏洩症状群について」（土居健郎編）『分裂病の精神病理1』東京大学出版会、東京、一九七二年。
（14）福島章「境界例と犯罪」季刊精神療法、五巻、三二三—三二七頁、一九七九年。
（15）布施邦之「神経症と内因性精神病との境界域にある病像について（その一）」名市大医誌、五巻、一〇八—一一二頁、一九五四年。同（その二）、名市大医誌、五巻、一三九頁、一九五五年。
（16）Grinker, R., Werble, B. & Drye, R.: *The Borderline Syndrome.* Basic Books, New York, 1968.
（17）Grinker, R. & Werble, B.: *The Borderline Patient.* Aronson, New York, 1977.
（18）Gunderson, J. G. & Singer, M. T.: Defining borderline patients: An overview. *Am. J. Psychiatry* 132, 1-9, 1975.
（19）Gunderson, J. G., Carpenter, W. T. & Strauss, J. S.: Borderline and schizophrenic patients: A comparative study. *Am. J. Psychiatry* 132, 1257-1264, 1975.
（20）Gunderson, J. G.: The relatedness of borderline and schizophrenic disorders. *Schizophr. Bull.* 5, 17-22, 1979.
（21）Gunderson, J. G. & Kolb, J. E.: Discriminating features of borderline patients. *Am. J. Psychiatry* 135, 792-796, 1978.
（22）Guntrip, H., *Schizoid Phenomena. Object Relations and the Self.* Int. Univ. Press, New York, 1968.
（23）平山正美「一境界型症例の研究」季刊精神療法、四巻、二五二—二六二頁、一九七八年。
（24）広瀬徹也「『逃避型抑うつ』について」（宮本忠雄編）『躁うつ病の精神病理2』弘文堂、東京、一九七七年。

（25）Hoch, P. H. & Polatin, P.: Pseudoneurotic forms of schizophrenia. *Psychiatr. Q.* 23, 248-276, 1949.
（26）Hoch, P. H. & Cattell, J. P.: The diagnosis of pseudoneurotic schizophrenia. *Psychiatr. Q.* 33, 17-43, 1959.
（27）岩崎徹也「対象関係論の歴史と現況」精神分析研究、一八巻、四一—五四頁、一九七三年。および岩崎徹也「境界例——精神療法的立場から」現代精神医学大系一二巻、四九—七〇頁、一九八一年。
（28）井村恒郎「いわゆる境界例について」日大医誌、一五巻、一〇八頁、一九五六年。『精神医学研究1』みすず書房、東京、一九六七年。
（29）井村恒郎「分裂病の心因論」（一九五六年）、『精神医学研究1』みすず書房、東京、一九六七年。
（30）梶谷哲男「いわゆる境界例の研究（抄録）」精神経誌、五九巻、三三二—三三三頁、一九五七年。
（31）神田橋條治「境界例の治療」精神医学、一二巻、四八六—四九一頁、一九七〇年。
（32）笠原嘉・阪本健二「分裂病の精神療法」（三浦岱栄監修、小此木啓吾編）『精神療法の理論と実際』医学書院、東京、一九六四年。
（33）Kasahara, Y. & Sakamoto, K.: Ereuthophobia and allied conditions. A contribution toward the psychopathological and crosscultural study of a borderline state. In: *World Biennial of Psychiatry and Psychotherapy* (ed. by Arieti, S.), Basic Books, New York, 1971.
（34）笠原嘉・藤縄昭・松本雅彦・関口英雄『正視恐怖・体臭恐怖』医学書院、東京、一九七二年。
（35）笠原嘉・加藤雄一「分裂病と神経症との境界例について」（宮本忠雄編）『分裂病の精神病理2』東京大学出版会、東京、一九七三年。（本書四五—六八頁所収）
（36）笠原嘉・村上靖彦「再び境界例について——強迫と妄想」（木村敏編）『分裂病の精神病理3』東京大学出版会、東京、一九七四年。（本書六九—九〇頁所収）
（37）Kasahara, Y.: Fear of eye-to-eye confrontation among neurotic patients in Japan. In: *Japanese Culture and Behavior* (ed. by Lebra. W.), Univ. Press of Hawaii, Honolulu, 1974.
（38）笠原嘉「退却神経症なる新概念の提唱——スチューデント・アパシー第二報」（中井久夫、山中康裕編）『思春期の病理と治療』岩崎学術出版社、東京、一九七七年。
（39）笠原嘉・成田善弘「Apathy Syndromeをめぐって」精神医学、二一巻、五八五—五九一頁、一九七九年。
（40）加藤清・笠原嘉「精神分裂病とのコンタクトについて」精神医学、四巻、七五—八三頁、一九六二年。

(41) 河合洋「境界例の力動精神病理学的研究」精神分析研究、一二巻、一九―三七頁、一九六五年。
(42) Kernberg, O.: *Borderline Conditions and Pathological Narcissism*. Aronson, New York, 1976.
(43) Kety, S. S.: Rosenthal, D. & Wender, P. H. et al. Mental illness in the biological and adoptive families of adopted schizophrenics. *Am. J. Psychiatry* 128, 302-306, 1971.
(44) 北田穣之介「いわゆる borderline patient（Schmideberg）の観点からみた一境界例の臨床的考察」精神分析研究、一一巻一号、一九六四年。
(45) 北田穣之介「境界例の精神分析的研究の最近の動向」精神分析研究、一八巻、一六三―一九七頁、一九七四年。
(46) 北田穣之介「境界例の精神療法」季刊精神療法、五巻、三二八―三三六頁、一九七九年。
(47) Klein, M.: Notes on some schizoid mechanisms. *Int. J. Psychoanal.* 27, 99, 1946.
(48) Knight, R. P. ——Grinker 論文より引用。
(49) Kohut, H.: Forms and transformations of narcissism. *J. Am. Psychoanal. Ass.* 14, 243-272, 1966.
(50) Kohut, H.: Thoughts on narcissism and narcissistic rage. *Psychoanal. Study Child* 21, 360, 1972.
(51) 小出浩之・石川昭雄・大磯英雄・酒井克允・村上靖彦「青年期に好発する異常な確信的体験（第三報）——分裂病類似病態を呈する重症例について」精神医学、一七巻、一五五―一六二頁、一九七五年。
(52) Masterson, J.: *Treatment of the Borderline Adolescent*. Wiley-Interscience, New York, 1972.（成田善弘・笠原嘉訳『青年期境界例の治療』金剛出版、東京、一九七九年）
(53) Masterson, J. F.: *Psychotherapy of Borderline Adult*. Brunner/Mazel, New York, 1976.
(54) Masterson, J. F. (ed.): *New Perspectives on Psychotherapy of the Borderline Adult*. Brunner/Mazel, New York, 1978.
(55) Mack, J. E. (ed.): *Borderline States in Psychiatry*. Grune & Stratton, New York, 1975.
(56) 皆川邦直「前青春期より初期・中期青春期における境界例」（小此木啓吾編）『青年の精神病理2』弘文堂、東京、一九八〇年。
(57) Modestin, J.: Borderline. A concept analysis. *Acta Psychiatr. Scand.* 61, 103-110, 1980.
(58) Modestin, J.: Über den Borderline. *Fort. Neurol. Psychiatr.* 48, 140-163, 1980.
(59) 森省二・木村敏「躁うつ病像を呈する分裂病」（飯田眞編）『躁うつ病の精神病理3』弘文堂、東京、一九七九年。
(60) 森省二「中年期の偽循環性分裂病」臨床精神病理、一巻、二一一―二二四頁、一九八〇年。

(61) 村上仁「精神分裂病における精神症状の変遷（一九四二年）」『精神病理学論集1』みすず書房、東京、一九七一年。
(62) 村上仁「精神分裂病の心理（一九四三年）」『精神病理学論集1』みすず書房、東京、一九七一年。
(63) 村上仁「精神分裂病と神経症との関連について（一九四六年）」『精神病理学論集1』みすず書房、東京、一九七一年。
(64) 村上靖彦・大磯英雄・青木勝・高橋俊彦「青年期に好発する異常な確信的体験――関係づけの特殊性について」精神医学、一二巻、五七三―五七八頁、一九六九年。
(65) 村上靖彦「青年期と精神分裂病――破瓜型分裂病をめぐっての一考察」精神医学、一九巻、一二四一―一二五一頁、一九七九年。
(66) 村上靖彦「自己と他者の病理学――思春期妄想症と分裂病」（湯浅修一編）『分裂病の精神病理7』東京大学出版会、東京、一九七八年。
(67) 中村興睿「境界例の治療技法としてのひとつのこころみ」季刊精神療法、五巻、三三七―三四三頁、一九七九年。
(68) 中野良平「境界例の精神分析的研究」精神分析研究、二二巻、一四三―一五二頁、一九七八年。
(69) 西園昌久「対人関係論」精神医学、一九巻、一二二四―一二三九頁、一九七七年。および西園昌久「行動化について」精神分析研究、二三巻、五九―七〇頁、一九七九年。
(70) 野上芳美「思春期における気晴らし食い（binge eating）の精神病理」日大医誌、三二巻、二一八―二二七頁、一九七三年。
(71) 野上芳美「いわゆる境界状態について」精神医学、一二巻、四六八―四七三頁、一九七〇年。
(72) 野中幸保「利尿剤乱用（仮性Bartler症候群）、手首自傷、盗みなど多彩な問題行動をおこした摂食障害症例」季刊精神療法、四巻、二六三―二七二頁、一九七八年。
(73) 大原貢・平井浩「いわゆる境界例について」季刊精神療法、五巻、二九六―三〇五頁、一九七九年。
(74) 小川信男・越智浩二郎・福田啓子・山本和郎「孤立と孤独――関係の危機と回復について」日本精神病理・精神療法学会第二回大会抄録号、二三―二四頁、一九六五年。
(75) 小此木啓吾「いわゆる境界例の精神療法」（三浦岱栄監修、小此木啓吾編）『精神療法の理論と実際』三八一―三八八頁、医学書院、東京、一九六四年。

(76)　小此木啓吾・岩崎徹也「いわゆる潜伏性精神病の研究」精神医学、五巻、九八八―九九六頁、一九六三年。
(77)　小此木啓吾「境界例の概念とその臨床的検討」、精神医学一二巻、四七四―四八五頁、一九七〇年。
(78)　Perry, J. C. & Klerman, G. L.: The borderline patient. A comparative analysis of four sets of diagnostic criteria. *Arch. Gen. Psychiatry* 35, 141-150, 1978.
(79)　Schmideberg, M.: The borderline patient. In: *American Handbook of Psychiatry* (ed. by Arieti, S.), vol.I. Basic Books, New York, 1959.
(80)　Shapiro, E. R.: The Psychodynamics and developmental psychology of the borderline patient; A review of the literature. *Am. J. Psychiatry* 135, 1305-1315, 1978.
(81)　島崎敏樹・堺俊明・倉持弘・藤縄昭・小此木啓吾「神経症と精神分裂病の境界領域」精神経誌、六六巻、一二三七―一二四一頁、一九六四年。
(82)　鹿野達男・大塚俊男・本荘暢子「慢性幻嗅患者の臨床的研究」精神医学、二巻、三七―四一頁、一九六〇年。
(83)　Simkó, A.: Pseudoneurotische Schizophrenien im Lichte einer strukturellen Psychopathologie. *Nervenarzt* 39, 242-250, 1968.
(84)　Stanton, S.: Personality disorders. In: *The Harvard Guide to Modern Psychiatry* (ed. by Nicholi. A. M.), Belknap Harvard, Cambridge, 1978.
(85)　Spitzer, R. L. & Endicott, J.: Justification for separating schizotypal and borderline personality disorders. *Schizophr. Bull.* 5, 95-104, 1979.
(86)　Spitzer, R. L., Endicott, J. & Gibbon, M.: Crossing the border into borderline personality and borderline schizophrenia. The development of criteria. *Arch. Gen. Psychiatry* 36, 17-24, 1979.
(87)　諏訪望・高畑直彦ほか「境界例とくに panneurotic type の家族研究」日本精神病理・精神療法学会第二回大会抄録号、二二一―二二三頁、一九六五年。
(88)　武田専『境界例研究』日吉病院精神分析研究出版部、横浜、一九五八年。
(89)　武田専「登校拒否の一症例」精神分析研究、二二巻、九九―一〇三頁、一九七八年。
(90)　武田専「日常臨床における境界例」季刊精神療法、五巻、三一七―三二三頁、一九七九年。
(91)　Tartakoff, H. H.: The normal personality in our culture and the Nobel Prize complex. In: *Psychoanalysis* (ed. by

Loewenstein, R. M.), Int. Univ. Press, New York, 1966.

(92) 内沼幸雄「対人恐怖症の症状構造」精神経誌、七三巻、三五九―三九六頁、一九七一年。

(93) 内沼幸雄『対人恐怖の人間学』弘文堂、東京、一九七五年。

(94) 植元行男・村上靖彦・藤田早苗・小笠原俊夫・鈴木恒裕・青木勝・土川隆史・大磯英雄「思春期における異常な確信的体験について」児童精神医学とその近接領域、八巻、一五五―一八五頁、一九六七年。

(95) 牛島定信「境界例の現実否認と超自我」精神分析研究、一七巻、一五―二〇頁、一九七二年。

(96) 牛島定信「境界例の概念」季刊精神療法、五巻、三〇六―三一六頁、一九七九年。

(97) 宇津野晶子・小川信男・牧原浩「仮性分裂病型境界例について」日本精神病理・精神療法学会第五回大会抄録号、二二四―二二五頁、一九六八年。

(98) Vanggaard, T.: Diagnosis of schizophrenic borderline states. *Acta Psychiatr. Scand.* 58, 213-230, 1978.

(99) 渡辺央・青木勝・高橋俊彦・大磯英雄・村上靖彦・松本喜和「青年期セネストパチーについて――青年期に好発する異常な確信的体験（第五報）」精神医学、二一巻、一二九一―一三〇〇頁、一九七九年。

(100) Wyrsch, J.: Über die Psychopathologie einfacher Schizophrenien. *Monat. Psychiatr. Neurol.* 102, 75-108, 1939.

(101) Wyrsch, J.: Zur Psychotherapie symptomarmer Schizophrenien. *Monat. Psychiatr. Neurol.* 110, 237-244, 1945.

(102) 安永浩「境界例の背景」精神医学、一二巻、四九二―四九九頁、一九七〇年。

(103) 安岡誉「Wrist-cutting Syndrome」季刊精神療法、四巻、一八八―一九一頁、一九七八年。

（編集時後記　これを書いた一九八一年の時点ではフランスの精神分析医Ｊ・ベルジュレェに興味深い境界例論のあることを知らなかった。ベルジュレェについての紹介論文には、酒井克允・大磯英雄「ベルジュレェの境界例論」臨床精神病理、四巻、八七―一〇二頁、一九八三年がある。）

分裂病と神経症との境界例（一九七四）

——三例の症例報告——

1　まえがき

分裂病の精神病理学は、近々二十年の傾向として軽症型の研究に重点の一つをおいてきたように思われる。最近の用語でいえば、境界例、すなわち分裂病と神経症との中間領域にあると目される諸症例であり、れっきとした精神病症状を欠くという点では寡症状型といってもよかろう。わが国でも村上仁[1][2]、布施邦之[3]、井村恒郎[4]、梶谷哲男[5]、武田専[6]らによってこの種の症例が話題にされだしてからすでに十数年になり、この間学会でも二度[7][8]にわたりシンポジウムのテーマに選ばれるなどして、今日では一応境界例という用語は臨床家一般のものになっている。

外国でもこの間ジルボーグ[9]、ホック[10][11]、フェダーン[12]、ビショウスキー[13]、アリエティ[14]、ナイト[15]、シュマイドバーグ[16]、ビンスワンガー[17]、リュムケ[18]、エイ[19]、グリンカー[20]らが相ついでこの種の例について論じ、それぞれ苦心の命名を発表した。たとえば外来分裂病（ジルボーグ）、偽神経症性分裂病（ホック）、回避された分裂病（アリエティ）、多形型分裂病（ビンスワンガー）、発展－偽分裂病（リュムケ）、分裂神経症（エイ）などである。なおこのほか、必ずしも境界的症例と銘うって述べられたのではない症例報告の中にも、いわゆる境界例と考えてよいものが近年少なからずみられる。そのうち比較的有名な症例として、レイン[21]が『ひき裂かれた自己』の中で分裂病質としてあげている例や、ブランケンブルク[22]が「寡症状性分裂病」としてあげている例などがある。これらはともに境界例と診断してもいっこうに差し支えないものと思われる。

もっとも、精神病の症状として知られる陽性症状を欠き、そのかわりに神経症様の病像を主調とするという意味での軽症ないしは寡症状型の分裂病については、すでに早くから記載があった。にもかかわらず、近年この種の例がさかんに論議の対象になりだしたのは、一つには、近年どういうわけか、内因性精神病の病像が軽症化し、この種の症例に精神科医が接する場合がふえたという事実を反映しているのであろう。われわれも、都市部の、そして後期青春期の男子患者について、とくにそのような印象をもつ。もう一つには、治療、とくに精神療法的な接近を試みようとする場合、言語的交通が保たれており接近しやすいこうした症例が選択されることが多いということもあるのではないか。上に列記した著者の多くはそのような精神療法的視点に立った人びとである。

しかしながら、境界例という概念に問題がないわけではない。そもそも「境界」という領域の性質上、ある程度やむをえないことではあるが、ともすれば診断困難な症例をなげこむクズかごになりがちなため、その輪郭は必ずしも明確になりにくい。またこの状態は終始そのままの中間的様態のままで持続するものなのか、それとも本格的な分裂病へと発展する前段階にすぎぬのか、といった点も論議のわかれるところであろう。また、すでにある単純型分裂病や分裂病質や重症神経症などという範疇からあえて境界例を区別するだけの意義を疑うむきもある。境界例という表現を生んだ米国の公式分類であるAPA分類さえ、われわれの知るかぎり、境界例という項目をまだあげておらず、分裂病質をはじめとする四つのパーソナリティ障害の項目のいずれかに分類するよう、とりはからわれている。上記した英国のレインの症例もわれわれなら境界例といいたいところだが、彼自身は分裂病質《スキゾイド》としている（もっとも英国の精神分析家の使う分裂病質はドイツでいうそれと少し趣を異にする）。しかしまた逆に、単純型分裂病などという類型が果たして存在するかといった疑問も何人かの人によって提出されている。

ところで、境界例に注目しだしてからのわれわれの経験もまだ十年にすぎぬので、これらの点について自信をもって論じることはできないが、ただここ十数年比較的インテンシヴに治療を試みた例の中には、当初境界例とか単純型分裂病と診断されていた例がかなりあった(23)。今日これら諸例をふりかえってみると、もちろん中には典型的な分裂病像へと移行した例や、自殺におわった例も含まれはするが、その多くはやはり境界例という診断が至当であり、かつそれらは多くが当初予想したよりははるかに良い経過をとっていることがわかる。もっともこういう場合いつも問題になるのは、われわれの当初の診断があやまっていたのか、それとも治療の成果と考えてよいのかという点であるが、ここではとにかくわれわれが境界例とよびたい症例の具体的な病像を記述すること、境界例と診断される例の予後のすべてが悲観的でないこと、したがってまたそのような例への治療を容易にあきらめるべきではないことを述べる目的や、以下二、三の例をえらび、病像の具体的記述を主に、若干の考察を付したいと思う。症例記述に際しては匿名性のたもたれるよう十分配慮したが、精神病理学的に肝要な点には手を加えていない。

2　ホックの偽神経症性分裂病

境界例自体の中にいくつかの亜型を設定しようとする試みは、武田[6]、河合[24]、小此木[25]、グリンカー[20]らによってすでに行なわれた。われわれはあまり細かい分類には賛成しないが、それでも実際に境界例という診断をうける諸症例の中に少なくとも二つぐらいのグループを分けた方が実際的ではないかと考える。一つは「より分裂病に近い」グループであり、いま一つは「より神経症に近い」グループである。そして前者の中心になるのは、われわれの経験では、やはりホックらのいう意味での偽神経症性分裂病ではないかと思う。これに対し後者、すなわちより神経症に近いグループには、わが国で伝統的に重視される対人恐怖症と関係の深い症例が考えられる。対人恐怖がしばしば精神病的段階へ移行しうることはすでに指摘されているところであるが、たしかに対人恐怖から敏感関係妄想へといたるタイプが境界例の一類型としてある。思春期妄想症（植元行男ら[26]）とか重症対人恐怖症[27]などとよばれるものもこれにあたろう。

しかし、何といっても境界例というときまず問題になるのは、前者、すなわち「より分裂病に近い」グループであろう。後者については次の機会に述べたいと思うので、ここでは前者に焦点をしぼりたい。第一例は、境界例の中でもホックのいう意味で偽神経症性分裂病という診断名がふさわしいと思われた一例である。

〔**症例1**〕初診時二十歳の大学生、大都市出身

初診後まもなくから約三年間の入院生活をおくったのち退院し、以後九年たつ今日、中学の国語教諭として大過なく勤務している。現在三二歳、なお未婚である。

高校卒業後一年の浪人生活の後、郷里を離れてさる大学の国文科に入学したが、入学後うつうつとして楽しまず、一年後文科から法科への転科を試みた。しかしこれに失敗し、その直後厭世感を理由にみずから外来を訪れた。約二週間の外来治療の後、みずからの希望で入院、以来三年の入院生活に入った。

初診時、姿態硬く、表情に乏しく、しかもひそめ眉、しかめ顔あり、にもかかわらず、初対面の医師に対していきなり「先生のような人に会いたかった！」とややオーバーな仕方で接触を求める態度に出、こちらをまごつかせた。というのも、ひそめ眉やしかめ顔を示すほどの破瓜緊張型の人は、医療者の側の努力にもかかわらず、なかなか積極的にコミュニケートできないのがふつうだからである。この人を初診した十余年前には、とくにこういった印象がつよかったので、この人の初診時の態度は当時にあってはかなり特異に思えた。

しかし、つねにそのように接触希求的かというと決してそうではなく、対人関係においてきわめて傷つきやすく、きょう接触希求的かと思うと次の日には不機嫌になり、主治医に不満を述べ主治医を誰か別の医師と交替してくれるよう激しい調子で要求した。この両価的《アンビバレント》な動揺はきわめて顕著で、一日単位あるいは一時間単位で変転するといっても過言ではなかった。当時のカルテには「あるいは憮然として佇み、あるいは淋しくて仕方がないと依存し、あるいは勉強する気が出てきたと好機嫌な態度を示すなど、一日のうちに変転して止まらない」と記載されてある。入院経過とともにこの小刻みな動揺は次第に軽度になったが、全経過を通じてこの人のもつ特色としてはこれはひときわ目立つものであった。

さて彼の訴えは次のごとくであった。その特徴としては、いわゆる妄想型の分裂病に典型的にあらわれる特徴的な主観症状がほとんどみられず、その意味では「寡症状」であったこと、しかし次のごとき彼の訴えは治療に抵抗して頑固に持続したことがあげられよう。いまその訴えを箇条書きにしてみると、

イ、持続する「たとえようもない」疲労感、無力感
ロ、持続する深刻な不安、厭世、焦燥、希死観念（三度の重篤な自殺企図）
ハ、対人場面における不断のつよい緊張と、現実生活からの逃避の構え
ニ、特定の誰に対してではなく、人間一般へと向かう激しい憎悪と復讐心（「権力がほしい！　私から憎悪を奪わないでください！」。また入院直前文科から法科へ転科しようとしたのは、高級官吏になって権力を得、人間一般に復讐しようと考えたからだという）
ホ、深刻な劣等感と不遜な万能意識の共存
ヘ、男性としての性的アイデンティティ（同一性）の不確かさ
ト、頑固な心気的訴え
チ、再三出没する不眠傾向
リ、再三出没する、特定しない強迫観念

などである。後に述べる小精神病（ごく短い持続の精神病状態）をのぞけば、これ以外の症状、たとえば幻覚妄想などのいわゆる陽性症状、生産的症状がみられなかったことは先にも述べたとおりである。その意味で寡症状的ではあったが、しかしつねに不安のただ中におり、しかも何とかしようともがきつづけた点、単純型分裂病といわれる一型とニュアンスを全く異にした。また先にも述べたが、この彼の不安は相当大量の向精神薬各種によっても全く影響されることがなかった点も、特徴的であった。

この種の境界例にはしばしば神経症レベルの症状や訴えが多彩にみられる。この人の場合も恐怖症様、

強迫症様、心身症様、心気症様、さらにはヒステリー性の症状が入れかわりたちかわり現われた。ただし、そのいずれの神経症症状も典型的な構造と持続をもたなかった。後に述べるホックの表現にしたがえば汎神経症的というのであろう。

以上のように寡症状であるが、三年間の入院中都合三度、半日からせいぜい二日にわたる程度の、ごく持続の短い、精神病レベルの症状出現がみられた。つまり被害注察妄想、典型的な分裂病性幻聴の際のような対話性をもたない断片的な幻声、はげしい独語と徘徊がみられた。しかし、いずれの場合にも大した処置を加えることなく、容易に旧に復した。

右のように体験としては寡症状的であったが、対人関係面ではむしろ逆に多彩な特徴を示し、そのため治療的には平均的な分裂病者にくらべるといちじるしく困難が多かった。その特徴としては何といっても両価的《アンビバレンス》態度と行動化《アクティング・アウト》傾向をあげるべきであろう。両価的傾向はいたるところで見られ、たとえば医師に対して反抗拒否を示す一方で、「先生の権威の前に這《は》いつくばりたい」といったり、女性患者にも驚くほど社交的な付合い方をするかと思うと「こんなに人間に親和的になると自分を支えている力（憎悪）がなくなるのでこわい」といい、女性のいない病棟への転床をつよく迫ったりした。また内的にも文学をやりたい自分と、法科へ移り大臣か次官になりたい自分がせめぎあう。また病院にいつまでもいたいと懇願しながら、その日に無断外泊してしまう、といった具合であった。

行動化《アクティング・アウト》する傾向もまたつよく、都合三度の自殺企図のほか、しばしば病舎規則をやぶり外泊して帰院しなかったし、異性患者との交友も特定の誰かとの愛の交渉という形はとりえず、つぎからつぎへと移ろうものであった。しかしこの種の境界例の中によく見られる家族成員への暴力的行動化はこの人の場合みられなかったし、また社会生活上法に触れるような形での行動化も全くみられなかった。

生活史　三人同胞の第二子。すぐ上に兄が、すぐ下に弟があり、しかもこの兄とこの弟は、秀才のほまれが高かった。父は管理職にある公務員。幼時から子どもにはきびしく、クラスで首席であることを要求したといわれる。しかし兄や弟とちがい、彼は父のこの望みにこたえられなかった。中学時代には父に反抗し口答えするようになり、学校でも生徒会長をしたり、スポーツにはげんだりする時代をもったらしいが、高校に入ると再び父への「平伏の時代」が来、父に屈従し成績を上げるべく一心に模範生的生活に終始し、「何点とらねば御飯をたべる資格がない」などと真剣に考えたという。この時期に、分裂病者の生活歴によくみられるように、異性との交友を試みて傷つき、以後異性への接近を全く断念してしまったという。なお、母に一時期うつ病圏の障害と推定される状態があったが、その他には遺伝歴としてみるべきものはない。

この例の症候上の特徴としては、終始一貫した強度の心的疲労感の表明、不断につづく定位しがたい不安感、半日ないし一日単位で小刻みに動く抑うつ性の感情動揺、医療者や入院患者に対して最初から露呈された強い両価的感情《アンビバレンス》、それにもとづいて執拗にくり返された行動化《アクティング・アウト》（自殺企図をふくむ）傾向、自己のアイデンティティ（同一性）についての特徴的な不確かさ、精神病性の陽性症状としてはたかだか二、三日しかつづかぬ発作的な精神病状態、それに反して、つねに入れかわり立ちかわり訴えつづけられた各種の神経症症状（恐怖症、心気症、強迫症、心身症、あるいはヒステリー性の転換症状など）があげられる。これらの諸症状は、従来の諸家の記載と対照すると、ホックのいう偽神経症性分裂病に一番よく合致する。ちなみにこの診断名は今日すでにかなりの数の教科書中にかかげられているし、最近改訂作業のすすめられている国際疾病分類試案中にもこの名称がみられるところからして、境界例をあらわす診断名としてはもっともひろく認められているものと考えてよかろう。

ホックは一九四九年[10]と一九五九年[11]の二度、この概念について論じ、診断基準をかかげている。最初の論文ではその診断基準は羅列的項目にとどまっていたが、十年後にはブロイラー流に一次症状、二次症状に分けて整理された。参考までにその各々を掲げると、

一、偽神経症性分裂病の診断基準（一九四九年、ホックら）
・現実からの退避
・両価的《アンビバレンス》（びまん的かつ広範囲にわたる両価性、あるいは多価性《ポリバレンス》といってもよい）
・感情障害（とくに家族成員にむけられるあらわな憎悪）
・汎不安（pan-anxiety）
・汎神経症（pan-neurosis）
・思考障害
・持続の短い発作的な精神病状態（小精神病、micro-psychosis）
・多形性の性倒錯あるいは pan-sexuality

二、同じく偽神経症性分裂病の診断基準（一九五九年、ホックら）
・一次症状
　思考障害
　感情統御の障害
　感覚運動機能ならびに自律神経機能の障害
・二次症状

汎不安
汎神経症（神経症症状、行動化《アクティング・アウト》、パーソナリティ障害性の症状）
pan-sexuality

われわれとしては、羅列的ではあるが一九四九年に述べられた診断基準の方が具体的で、この種の症例の特徴をよく示しているように思える。

3　多形性の性倒錯

つぎの例には、ホックの診断基準の一つにあった多形性の性倒錯傾向が著明にみられる。その他の症状や経過からして、第一例同様境界型の分裂病としてよいと思われるが、この種の独特の倒錯傾向はわれわれの経験では珍しいものである。

〔**症例2**〕初診時二十歳の男子大学生、地方出身

初診後それぞれ一年三カ月、二カ月にわたる二度の入院を要したが、三十歳の今日会社員として社会生活をおくっている。ただし未婚。

本例は、重篤な自殺企図の後、学生カウンセラーを通じて精神科に紹介され、みずからも入院を希望した。初診時すでに発病来時日を経た破瓜病者以外の何者ともみえなかった。すなわち、全く手入れのされていない頭髪着衣、決して目を合わせず、うつむいたままの常同的姿勢、不明瞭な小声の陳述など。しかし入院後面接を重ねるにつれ意外にも（幻覚妄想体験という意味ではないが）内的体験の豊富なこと、

また一見した病像の深刻さにもかかわらず外的適応力の良好なことがわかり、驚かされた。

症状としては前例と符合する点が少なくないが、本例においてとくに目立った特徴を列挙すると、

イ、小刻みな気分変調（虚無感、離人感を伴う「石のような」無力感と「空気のように軽い」昂揚感との一定しない小周期の交替）と終始持続した自殺意図（二度の自殺未遂）

ロ、多彩な、しかしそれぞれが典型的でない性倒錯傾向（自慰、服装倒錯、拝物愛、窃視癖、露出症、マゾヒズム、潜在的な同性愛、盗癖など）

ハ、深刻なアイデンティティ（自己同一性）の混乱（「自分が自分を支配しているという実感が全くない。他人と自分との区別がはっきりしない。自分が拡散して他人の中へ入りこむ。それにつれて自分が霧のようにどんどん減っていって、他人の中に自分があるみたいになる。」「自分の〝体〟はあまりにも軽く自分の〝存在〟はあまりにも重いため、身体と存在が結びつかない。自分の中の具体性と抽象性がうまくマッチしない。」）

ニ、外的生活への巧みな適応（入院中もずっと通学し優秀な学業成績をおさめ、アルバイトの家庭教師も無難にやりとげた）

などである。そして前例同様、典型的生産《プロダクティヴ》的な分裂病症状、とくに妄想幻覚的体験を全くもたなかった。

この人の症状のうち特有に思われたのは、なんといってもその多彩な性倒錯傾向であった。以下これについて一、二彼の陳述を引用しておきたい。

異性の下着をつけて鏡に自分を映す。「女」でありうるかもしれぬという興奮と期待は、あくまで男でしかない自分を見いだすことによって急転し、深い罪責感と絶望におわる。そして鏡の中の「男」を虚像として否定し去るためのオナニーが、つまり「男をなくす」ための射精（性の放棄）が必要になる。

こうして「無性」としての束の間の安定を得る。

「女を求める」のではなく、自分が「女になりたい」のだ。自分が女の中に入りこめぬから、女を自分の中へ摂りこむ。ただしその「女」はたんなる女ではなく、男と女という近視的な両性を否定したところに出てくる「女」。母体の幻想、無性、無規定、薄明、霧、穴、生暖かさ、肉体のとけたものといったイメージ。

以上は彼の陳述からの抜粋であるが、観念レベルのみでなく行動レベルでも彼は事実倒錯的な奇妙な行為をいくつか示した。例をあげると、図書館から無断で大きな解剖書を借り出してくるとか、僧衣をどこからか手に入れ病舎内で着用するなどである。解剖書の窃盗はたんなる性的興味とは全く異なり、女性の肉体を一枚一枚切開していった内奥にある、本当の女性としての子宮そのものを眺めるためとされた。ちなみに後年彼は社会人になってからも高価な産婦人科全書を購入したりした。僧衣の着用は、先に述べた霧のように拡散していって頼りなくなる自分を収拾し自分としての実在感を強めるという意味や、また時空間にとらえられた自分からの解脱、オナニーの贖罪などという多様な意味をもつと説明された。その説明はともかく、入院中僧衣の下に着る白衣をつくってくれるように執拗に母に要求したりしているところからして、僧衣の着用が動機のないたんなる奇行でないことはたしかである。

このような性倒錯傾向の出現は高校時代からのようであるので、ここで簡単に生活史に触れておきたい。

生活史　九人同胞の第二子。次男。幼少時夜尿が長くみられたほかにとくに問題はない。むしろ活発で明るく、ひょうきんな人気者であり、よく家事を手伝うよい子であった。内省的傾向の現われるのは中学二年で、世界文学全集に読みふけり、高校になると哲学書、宗教書がこれに加わり、友人らしい友人ももたなくなった。高校二年になってこの人も前例同様同級の女生徒の一人に最初の、そして以来今日まで二度と生じなかったという意味で唯一の思慕をおぼえる。にもかかわらず、彼自身の体験では三角関係的となり、いま一人の男の友人にだし抜かれた形で失恋を味わう。以来厭世感が生じつねに希死観念をいだき、これが連綿として途絶えることなく続いた。またこのころからオナニーが異性の下着を身につけてその姿を鏡にうつすという形で始まった。高校三年睡眠薬による自殺企図が一度行なわれたが、学業には支障なく、いわゆる現役で大学入試にパスした。しかし大学入学の喜びといったものは前掲例同様全くなく、むしろ抑うつ感・虚無感の中にひたり、友人もなく、ただ一つ自転車で散策し夕焼けを眺めるのを愉しみとした。仏教書を読みふけるようになったのもこのころで、「空」とか「無」について一人よがりの解釈をたのしんだ。このころの独善的思考の中にはすでに音韻連合的、あるいは新語作成的な傾向が少しあらわれている。たとえば、我（われ）↓割れ↓男女の分離など。上述の性倒錯傾向を伴ったオナニーは一段とひどくなり、無力感をつよめる一方、自分は男性と女性とを自己の中で合一し、それによって分裂し堕落した世界を救うべく運命づけられているという救済者妄想がごく一過的ながら出現したこともあった（小精神病）。また軽度の躁的気分とうつ気分の頻繁な交替がこのころから出現し始めている。この種の動揺の一時期、五年ぶりに二度目の睡眠薬による自殺がはかられ、深い昏睡におちいった。これが精神科へ紹介される端緒となった。

遺伝歴としては、母が長子である兄を出産後、約一年間昏迷ないしは亜昏迷と想像される精神病状態にあったらしい。ただし入院はしていない。またそれ以後にそのような異常の発症はなかった模様である。父は若いころから非社交的な人物であったらしいが、とくに今日まで不適応を示したことはない。この父と兄との間に患者の発症の二年前から悶着が生じ、両者は顔を合わせても一言も言葉をかわさないという異例の状態がつづいていたが、患者の発症以来この不和は氷解したといわれる。

性倒錯と精神病の関係についてはフロイト以来いくつかの指摘がある。しかし実際には精神病者に特定の性倒錯傾向が持続してみられることは稀である。本例の倒錯傾向はそれが多形性であったこと、すなわち服装倒錯、拝物愛、窃視癖、露出癖、マゾヒズム、窃盗癖、潜伏性の同性愛傾向、そしてそれらに結びついてのオナニーと、多方面にわたったこと、そしてこれら各種の性倒錯傾向のいずれもが典型的でなく、いわば不全型であったことは特色であろう。これら性倒錯傾向の根本には、文字通り性同一性に関する深刻な混乱としかいいようのない事態があり、それは、症例記述中にやや詳しく述べたように、オナニーに際しての空想や小精神病時の妄想（「自分が男性と女性を自分の中に合一し、それによって世界を救う」）にあらわされた。しかも、それが多くの典型的な分裂病者によってあるようにいちじるしい人格水準低下を背景にして妄想的に語られるのではなかった点、また長期にわたり固定的であった点にも特徴があった。

その他、本例では内的体験の深刻さに比して外的生活への適応がそれほど悪くなく、この点に一種の乖離がみられた。すなわち、入院中もできるかぎり講義には出席し、家庭教師のアルバイトも大過なくやりとげ、留年せずに卒業し、就職した。もっとも、後に述べるように、就職後一定の職にとどまりえずみずから転々と職をかえており、そのことから考えても入院当時本質的に望ましい適応が可能であったわけではなかったであろうが、とにかく一見内閉的な印象を与えながらも外的適応が十分可能であった点は、特異に思えた。この点も境界例によくみられる一つの特徴のように、われわれは思う。

4　行動化《アクティング・アウト》傾向について

境界例と目される例の中に、ホックらのいうように、家人へのあらわな憎悪や暴力傾向がしばしば持続してみられることは、臨床家のよく知るところである。つぎの例は、前記二例と比較すると比較的了解可能な発病機制をもつ例であるが、ここでは家人への暴行、院内での反抗的行動、患者間での問題行動が顕著にみられた。それは偽神経症性というより偽精神病質性とよんでもよいと思うほど著明な行動化《アクティング・アウト》であった。しかしたんなる行動化のみでなく、同時に深刻な不安感、無力感、離人感、強迫症状など偽神経症性の症状を終始あわせもっており、このことが治療者をしてこの患者に、その激しい行動化傾向にもかかわらず、精神療法的接近の努力を持続させることになった。

〔**症例3**〕初診時二五歳の大学生

家族への度重なる暴行のゆえに、すでにいくつかの精神病院への入院歴があったが、以下にのべるような烈しい行動化《アクティング・アウト》のゆえに、われわれのもとに転院したものである。治療期間は約三年。入院時単純型分裂病をうたがわれた。

初診時の訴えはつぎのごときものであった。精神的に「ぶよぶよ」している。ある行動をするとき初めの気持が持続しない。精神的にも身体的にも全く疲労困憊しきっている。心に弾むものがない。人との感情的交流もできない。泉の涸れたように、人間らしい感情がわかない。そして、抽象的な言葉、厳密に把握しがたい事柄などに出会うと、いちじるしく不安になる。具体的ではっきり押さえられることがらでないと落ちつけない。さらにまた偶然というものを契機にして自分が行動するということが自分にはゆるせない。そうするといちじるしい不安におちいる。また数年前に行なった隆鼻術が人にわかってしまうのではないかと、つねに気になる。そして以上のような不全感や不安が昂じ、気持ちのもっていき場所がなくなると、きまって家族への暴行になる。最初の入院も、そしてそれ以後の数回の入院もすべてこの暴行のゆえに家族によって強制的になされたものである。しかし、どの病院も治療への彼の抵抗、院内規則の無視、女性患者とのトラブルに手をやかされた。

われわれの下での入院生活もこれまでの病院でのそれと大差なく、治療的には困難をきわめた。入院第一年は執拗な症状の訴えに終始した。なかでも、偶然この病院に入院したという事実に強迫的にこだわり、こだわったままで病院の治療に身をまかすことができないと、治療につよい抵抗を示した。しかし治療者はあくまで受容的に接するように心がけた。最初のうちは医師ならびにその治療方針にきわめて両価的な態度を示し、かつ外泊時の家族への暴行も一向におさまる様子がなかったが、一年をすぎたころから上述の諸点がやや改善されるとともに、今度は病棟内での問題行動が顕著となった。すなわち無断外出泊、飲酒、同性患者との争い、異性患者との性的トラブルが頻発し、これが一年持続した。しかしつぎの一年の間に内面化洞察化が生じ、たとえば自分の変な自尊心や甘え、他者への思いやりのなさなどに自分の本質的欠陥を見いだして悩み、それとともに上記問題行動もまた消退にむかい、大学での単位もとれるようになって退院し、すぐ就職していった。その後徐々に社会生活に慣れ、やがて恋愛結婚をした。その後シュープらしいものはみられない。

生活史　本例は前二例にくらべると、生活史的に了解可能なところが相当に大きい。四人同胞の第二子で長男。祖父、父ともに軍人で、当然軍人として家を継ぐべく嘱望されて育つ。しかし小学校五年のとき終戦とともに父は職を失い、一転して困窮の生活が始まる。隣家の同年輩の女の子を意識し、自分の顔や家の貧しさに劣等感をつよくもつ。小中高校とこの劣等感を克服すべく、全力を投じて勉学にはげみ、つねに首席であった。一番にならないと不全感があり、友人はつねに成績上の競争相手にすぎず、そのため友人とますます隔たっていった。

両親は精神主義的に「人生の大道」とか「努力」という言葉を好み、患者も両親のそのような生き方に完全に同一化し、将来は人生の大道を歩くため高い社会的地位と金と尊敬をえたいと強く願った。しかし一方では、父母に愛されているという実感をもちえず、とくに母を嫌い、母への用も父を介して伝達するほどであった。また友人がクラブ活動をたのしんでいるのをみて、その中に入っていけぬ自分を嘆いた。しかし、そういう孤独を感じれば感じるほど、それを克服するためいっそう席次第一主義に走った。

大学は東大を受験するつもりであったが、受験間際になって胃腸障害をおこし、別の大学に入学。これからは本当に人間らしい生活をしようと思いたちクラブに入ったりもしたが、うまくいかず、二学期になるともう一度東大を受験しようと考えるようになった。しかしこれまた不首尾におわり、そのあとからいらいらしはじめ、自分がこうなったのは家の貧乏のせいだといい、家族への暴行がはじまった。最初の入院後一時小康を得たかに見えたが、まもなく再び暴力がはじまる。これに対し家人は患者の要求を入れて高価なカメラを買い与えたり、心気的な醜形恐怖的訴えに対して隆鼻術をすることをゆるしたりすることにより一時の小康が得られたが、冬に近づくにつれ整形手術部位の色がかわっているのでないか、人になぐられたら整形手術したことがわかりはしないかと不安がつのり、三たび家族への暴行がはじまった。患者自身もこの不安定から脱しようと徹夜の勉強を試みたりするが成功せず、そのうち上述の精神的ぶよぶよ感、感情交流の希薄感、抽象観念への強迫的不安があらわれるようになり、それがまた悪循環的に家族への暴力をつよめるといった経過をとった。

なおこの人の家系には精神障害はない。

5　治療経過について

全例とも当初は薬物投与を基盤にした。なかには一時期電撃療法やインシュリン療法を試みた例もあるが、結局総じて身体療法は効果をあらわさなかったので、いきおい精神療法が主にならざるをえなかった。しかし、治療の最初から露呈される医療者への両価的《アンビバレンス》傾向、自殺をふくむ多彩な行動化傾向のため、精神療法的に接近することもまたすこぶる困難であった。しかしさいわい看護者の協力を得てできるかぎり受容的に対処した。なお精神療法といっても転移と抵抗を通じて洞察を促す仕方をとったものの、深層分析的な手法はとらなかった。この点境界例といっても「より神経症に近い」タイプに対する精神療法とは趣を異にした。

上記した三例の経過を簡単にまとめるとつぎのごとくである。

第一例では、最初の六カ月に医師や看護者への両価的態度は極度に達し、この間に重篤な自殺企図（睡眠薬）が集中的に、三度なされたが、幸い一命をとりとめた。しかし、つぎの一年では女性患者との交渉を軸に「人につきあいたがっている自分」を次第に容認しはじめ、最後の一年の入院生活では下宿生活への移行に成功した。退院後二年おくれてかろうじて卒業し、最初家庭教師程度の仕事から次第に社会生活になじみ、さる中学のパートタイムの国語教師の職を得、五年後フルタイマーとして採用された。以来すでに三年を経た今日、教師としての生活にそれなりの生きがいを覚えるようになっている。しかし結婚についてはまだ考えていない。退院後なお汎神経症的状態が持続し、また幻聴をともなう小精神病状態も二度経過したが、三十歳前後からは目立って好転をみせた。三二歳の現在、基本的に分裂質的パーソナリティそのものは当時と変わっておらず、また病気を経過することによって新しい生き方を獲得したとか、より成熟したという印象は本人も周囲ももたないが、しかし欠陥治癒者にみられないエネルギーと社会適応力をもっていることは確かである。

第二例は、自殺未遂のゆえに入院に至ったのであったが、治療開始後は幸い自殺は行なわれなかった。そして、先にも述べたように、入院中も講義に出席し、四年で大学を終え、あまり名のない会社を選んで入社した。しかし、以後とくに取り立てた理由もなく半年か一年ごとに職を替え今日に至っている。それもどこの会社でもその創造的才能をみこまれ会社に踏み止まることを懇望されながら、みずから退職し新しい職場を求めている。最近も彼はいう、どんな職についてもある心理状態、メランコリックな放心したような虚無感が自分に対する一切の信頼を失わせ、時間の流れから現在だけが切り離されたような感覚になる、と。このように今日でも完全に厭世感、虚無感から解放されているわけではなく、むしろあたかもそれ自体が彼の恒常的な人生観と化したごとくである。三十歳の今日、なお結婚は考えていない。かつての性倒錯傾向が行動に移されることはなくなったが、根本にあった性的アイデンティティの混乱はなお完全には解消していない。しかし、その後精神病性のシュープはもちろん、偽神経症状態も一度も再発していない。

第三例の治療経過は症例記述中に記載したが、要するに当初予想できなかったほど経過はよく、いまはさる会社の管理職として、また二児の父として活躍しており、その社会生活上の適応は平均以上のものので、なんら間然する余地はない。境界例と診断された例のなかには、長期の予後を追うと本例と相似た経過を示す例がときにあり、その場合先に述べたように果たしてその好経過が治療の成功によると考えてよいのか、あるいは当初の診断の方に問題があったと考えるべきなのか、判断に苦しむ。本例もそのような例の一つである。

さて境界例の予後についての研究は意外に少ない。ただホックは自分が偽神経症性分裂病と診断した症例の十年の追跡において、その少なからざるものが典型的な分裂病の範疇へ移行したと述べている。また症例ユルク・チュントについて「分裂病の多形型」という新しい名称を提唱したビンスワンガー(17)も、それが進行性の経過、つまり実際上病的過程（プロセス）を問題にせざるをえない経過をとると述べている。これに対しシュマイドバーグ(16)は長期にわたり持続的に境界的な症状を保つものを境界例の典型と考えている。

しかし、われわれの経験では、先にも述べたように、境界例と診断された例の予後は必ずしもそれほど悪くない。もっともこれにはわれわれの診断基準の問題もからむので数値として示すことには躊躇をおぼえるが、少なくとも上記した三例のごとき症例に対して、短時間の性急な治療効果を望まぬかぎり、その予後は当初予想するより良いように思われる。ただし、最大の難関は自殺であり、これを防ぎえたとしての話であるが、残念ながら境界例の自殺は頻度が高く、かつきわめて防ぎにくい。男女を比較するとおおむね男性の方が予後がよい。これには社会文化的な事情が関与するであろう。

ところで、ここに掲げた三例の予後が今日のところ比較的よいことについて、いくつかの理由が考えられる。一つは年齢である。つまりどの例も二十歳代の後半、とくに三十歳に近くなってから目立った改善を示した。この年齢になって好転する現象は対人恐怖者の中にもよくみられるが、それと同様に、これらの良好な経過の一因として彼らの青春期危機からの遅延した脱却をみるべきかもしれない。事実どの例も後期青春期の発達的課題である自己同一性の不確かさをその苦悩の中心にもっていた。したがって、少なくともここに掲げたごとき境界例の成立には、神経症的機構が相当大きな役割を果たしていると考えるべきではなかろうか。このことを治療上の問題としていうなら、少なくとも患者が三十歳ころに達するまでは、治療的努力を放棄すべきでないということになる。

その他、経過を左右したと思われる要因としては、不安定ながら治療意欲をもっていたこと（たとえば悪化するとみずから入院を求めて来院するなど）、内的体験の深刻さにもかかわらず一見奇妙に思えるほど良好な外的適応力をもっていたこと、などが挙げられよう。

そして最後に、医師の立場からは精神療法的努力の成果をも、この比較的良好な経過をもたらした一因にかぞえたい。いずれの例に対しても医療者の側が払った努力は相当のものであったといえる。境界例においてはすでに述べたように、薬物効果の発揮されにくさ、治療の冒頭から出現する両価的な、しばしば陰性転移的な状況、そして何よりも自殺や問題行動へといたりやすい行動化傾向が治療上の難点であった。われわれは行動化に悩まされつづけながらも行動化の背景に、神経症様の訴えが存続するかぎり、受容的な態度で接することに終始した。もっともこれを一般化して境界例にはこの種の受容的方法が当を得たものだという つもりはない。われわれの側には当時さいわいそうするに足るだけの時間的余裕と看護者の熱心な助力があったし、病者の側にも両価的ながら助力を求める接触希求的な志向があった。そういうことなしにはこれらの例への受容的治療はもちろん成立しなかったと思われる。

6 結語

今後精神疾患の外来での治療可能性がたかまるにつれ、おそらく分裂病と神経症との境界領域にある症例は、ますますわれわれ精神科医が対応を求められることの多い対象の一つになるであろう。また分裂病の精神病理学的・精神療法的研究も、これを重要な一つの対象としていく傾向にある。しかしなにぶんにも境界という領域は曖昧になりがちであり諸家によってさまざまな輪郭がえがかれると思われるので、試みにわれわれが境界例とするのが適当と考えた三例をかかげ、不十分ながらその症候的特徴を述べた。これら三例はいずれも十年の経過に治療的に関与したものである。そして当初の予想以上にその経過の良好であったことを記した。

境界例は、精神病理学的にも精神療法研究上も、また精神医学的人間学の立場からも、そして社会精神医学的にも、さらに検討されてよい領域と考える。

文献

(1) 村上仁「神経症と精神分裂病との関連について」医学春秋、第一集、一九五〇年。
(2) Murakami, M.: The relationship between schizophrenia and neurosis. *Folia Psychiat. Neurol. Japonica*, 5, 55, 1951.
(3) 布施邦之「神経症と内因性精神病との境界域にある病像について」(その1)、名市大医誌、五巻、一〇八頁、一九五四年、(その2)、同一五巻、一三九頁、一九五五年。
(4) 井村恒郎「いわゆる境界例について」日大医誌、一五巻、一〇八頁、一九五六年。

（5）梶谷哲男「いわゆる境界例の研究」（抄録）、精神神経学雑誌、五九巻、三三二頁、一九五七年。
（6）武田専『境界例研究』日吉病院精神分析研究出版部、一九五八年。
（7）島崎敏樹・境俊明・倉持弘・藤縄昭・小此木啓吾「神経症と分裂病の境界領域」精神神経学雑誌、六六巻、二三七頁、一九六四年。
（8）土居健郎・野上芳美・小此木啓吾・神田橋條治・安永浩・畑下一男「境界例の病理と治療」精神医学、一二巻、四六六頁、一九七〇年。
（9）Zilboorg, G.: Ambulatory Schizophrenias. *Psychiatry*, 4, 149, 1941. The Problems of Ambulatory Schizophrenia. *Am. J. Psychiatry*, 113, 519, 1956.
（10）Hoch, P. and P. Polatin: Pseudoneurotic Forms of Schizophrenia. *Psychiat. Quart.*, 23, 248, 1949.
（11）Hoch, P. and J. Cattel: The Diagnosis of Pseudoneurotic Schizophrenia. *Psychiat. Quart.* 33, 1, 1959.
（12）Federn, P.: *Ego Psychology and the Psychoses.* London, Imago, 1955.
（13）Bychowski, C.: *Psychotherapy of Psychosis*, New York, 1952.
（14）アリエティ（加藤・河村・小坂訳）『精神分裂病の心理』牧書店、一九五八年。
（15）Knight, R. P.: Borderline States. *Bulletin of the Meninger Clinic.* 17, 1, 1953.
（16）Schmideberg, M.: The Borderline Patient. In: *American Handbook of Psychiatry.* Bd. I, 398, 1959.
（17）ビンスワンガー（新海・宮本・木村訳）『精神分裂病Ⅱ』みすず書房、一九六一年。
（18）Rümke, H. C.: Die klinische Differenzierung innerhalb der Gruppe der Schizophrenien. *Nervenarzt.* 29, 49, 1958.
（19）Ey, H., Bernard, P. et Brisset, Ch.: *Mannuel de Psychiatrie*, Paris, 1960.
（20）Grinker, R. R. et al.: *The Borderline Syndrome*, New York, 1968.
（21）レイン（阪本・志貴・笠原訳）『ひき裂かれた自己』みすず書房、一九七一年。
（22）Blankenburg, W.: *Der Verlust der natürlichen Selbstverständlichkeit: Ein Beitrag zur Psychopathologie symptomarmer Schizophrenie.* Enke. Stuttgart, 1971.
（23）加藤清・笠原嘉「精神分裂病とのコンタクトについて」精神医学、四巻、七五頁、一九六二年。
（24）河合洋「境界例の力動精神病理学的研究」精神分析研究、一二巻、一九六五年。
（25）小此木啓吾「いわゆる潜伏性精神病の研究」精神医学、五巻、九八八頁、一九六三年。

(26) 植元行男・村上靖彦・藤田早苗・小笠原俊夫・鈴木恒裕・青木勝・土川隆史、大磯英雄「思春期における異常な確信的体験について」児童精神医学とその近接領域、八巻、一頁、一九六七年。

(27) 笠原嘉・藤縄昭・関口英雄・松本雅彦『正視恐怖・体臭恐怖』医学書院、一九七二年。

境界例の精神療法の試み（一九七五）

1　まえがき

前章[1]で、分裂病と神経症の境界領域については、これを大まかに「より精神病に近い」群と「より神経症に近い群」に二分することが実際的であるとし、そのうちの前者について、約十年の経過を追った症例をいくつか挙げ、若干の考察を付した。今の章では、前章で紙幅の都合で触れることのできなかった後者、すなわち「より神経症に近い」群について補足的に述べたいと思う。

前回「より精神病に近い」群として述べた例は大体、ホックのいう偽神経症性分裂病に相当すると思われる例であった。この類型は境界例という、ともすれば曖昧になりがちな領域の中で比較的輪郭の明らかな一つの中心を占めると考えられた。その諸特徴を略記すると、病前性格はおおむね分裂病質に相当するが、それほど弱力的ではない。ときにはアリエティがすでに指摘したストーミィ性格に近い場合もある。発病は後期青春期、症状はふつう妄想幻覚を欠くいわゆる寡症状型であるが、一定の症候上の特徴を示し、自殺やその他のアクティング・アウトが多発する。経過は慢性化する傾向がつよいが、人格水準の低下はほとんど見られず、しばしば青春期の終焉と思われる三十歳前後にいたって一応の安定を得、それなりの社会適応が可能となることが少なくない。

これに対するもう一つの類型を今回「より神経症に近い」群の中心として述べたいと思うのだが、これは病前性格としては広い意味ではやはり分裂病質に入ろうが、敏感性格（クレチマー）あるいは神経質（森田）ともいいうる側面をもつ。発症は前者同様後期青春期であるが、症状は公約数的にいえば「明白な対人恐怖の時期を経て関係妄想へ」といたる。あるいは「対人恐怖的であると同時に妄想的」という方が正しい場合もあり、ときには幻聴も生じる。経過はやはり慢性的で、しばしば強迫と妄想との間をくりかえし往復し、少なくとも対人恐怖的心性からの完全な脱却はなかなか困難である。しかし、これまた前者同様、三十歳前後において軽快の兆しのみられることが少なくない。

この類型は、先回述べた偽神経症性分裂病に比し、多少とも持続的な妄想形成をみるという意味ではかえって症状は豊富であるが、しかしその心的水準は一段と高く、また社会生活からの脱落の程度もかるく、治療意欲も持続されることが少なくない点で、「より神経症に近い」性格のものとして差し支えないと考える。

なお「より精神病に近い」とした類型も「より神経症に近い」とした類型も、上述のごとく、ともに後期青春期の好発型である。ちなみにわれわれがかつて境界例と診断したほとんどが十歳代後半から二十歳代前半の例であり、わずかに二十歳代後半の例をいくつか含む程度で、少なくとも三十歳に近い者はなかった。なお男女比では男に多かったが、この差は有意性があるかどうか断言できない。それはともかくとして、おそらく境界例というカテゴリーがその曖昧性にもかかわらず必要とされるとすれば、暦年齢的にはともかく心理学的には青年期という時期における精神病理の一角に対してであり、ここに青春期の心理的課題達成をめぐる困難が少なくとも何らかの形で役割を演じていることは否定できないであろう。

2 対人恐怖性と関係妄想性

より神経症に近い境界例の一つの中心となると思われる症例は、対人恐怖から関係妄想へ、あるいは対人恐怖的であると同時に関係妄想的であるという点で、共通項をもつ。したがって、純粋に神経症レベルにとどまる対人恐怖症から区別して、この種の境界例を「重症対人恐怖症」とよんではどうかとかつて提案したことがある。(2) あるいは、クレチマーの敏感関係妄想(3)というカテゴリーを用いるなら、その「若年型」といってもよいであろう。

周知のごとく、クレチマーが敏感関係妄想として掲げた諸症例は、大まかにいって中年以降の老嬢の色情性妄想を中心とする類型と、比較的若年の自慰妄想を中心とする類型とからなる。両者ともももちろん、性格、体験、境界のトリアスにとってはじめて構成されるという意味では共通するが、年齢という要因を顧慮するなら、敏感関係妄想を「中年型」と「若年型」に二分することも可能である。精神病理学が従来行なってきた疾患単位もしくは臨床単位の構成にあたっては、年齢という要因の顧みられることが比較的少なかったように思われる。せいぜい児童と成人と老年、初老期と老年期の区分があったにすぎない。比較的最近(一九六六)パウライコフが「三十歳代における妄想幻覚精神病(4)」の名で、成人のある年代が特定の病態と親和性のあることに注目をうながしたが、このような視点は彼自身もいうように従来欠けていたところであろう。すでに市川潤[5]がパウライコフのこの臨床単位の紹介と自家例の記載を行なっているので、ここにはくりかえさないが、ただパウライコフのこの類型は先に述べたクレチマーの敏感関係妄想の「中年型」に近いであろうということ、必ずしも厳密に三十歳代に限るわけではないであろうということだけ、つけ加えておきたい。

この文脈でぜひとも注目しておきたいのは、植元行男[6]らの提唱した「思春期妄想症」である。なぜなら、これは思春期と表現されているものの、正確には十歳代後半において発病する病態であり、かつ先に述べた敏感関係妄想の「若年型」におおよそ一致する臨床単位とおもわれるからである。いま少し補足すると、これは十歳代後半に発症し、いわゆる視線恐怖、体臭恐怖、醜貌恐怖、体感異常等自己の身体に関する強迫性の苦痛と、同時にそれが他者に不快を与えその結果として他者によってきらわれ避けられるという関係妄想性の妄想確信とを持続的にもち、しばしば単一症候的に経過し典型的な分裂病状態等への移行の生じにくい一群である。これは後期青春期という比較的限局した年代を顧慮した類型化という意味で、上記のパウライコフのそれとともに注目されてよいものと思う。

なお、思春期妄想症の中でつねに問題とされる対人恐怖と敏感関係妄想との近縁性についてはすでに早くから気づかれており、すでに何人かの指摘がある。一例をあげると、森田正馬の高弟高良武久[7]はすでに一九三八年の森田神経質についての宿題報告の中で、クレチマーの敏感関係妄想という概念を批判し、森田神経質においては被害的関係念慮の発生することは決してまれでないので、ただ対人的に被害的関係念慮があるというだけで特別にこれを敏感関係妄想とよんで神経質から分離する要はない、と述べている。敏感関係妄想が提唱された意義は別のところにあるので、この見解には賛同しがたいが、たしかに森田神経質を広くとりかつ上位概念とすれば、そういうことも可能であろう。とにかく対人恐怖と敏感関係妄想のきわめて近縁なことを物語る一文である。ごく最近、対人恐怖をパラノイア論という立場から考察した内沼幸雄[8]も、「わが国の臨床において敏感関係妄想から分裂病と対人恐怖症とを除くとあとに何が残るか疑問である」と述べている。筆者は残すとすれば、一つは十歳代後半初発の重症対人恐怖症あるいは思春期妄想症、いま一つは三十歳代の幻覚妄想精神病ではないかと考える。これらはともに症状経過治療の各面で典型的な分裂病にも典型的な対人恐怖症（森田神経質）にも属さず、しかもなお関係妄想性という点で共通していると思われるからである。ただ後者、すなわち三十歳代の妄想幻覚病の方はやはり古典的なパラノイア論との関係で論じられるべきカテゴリーであり、境界例という名でとりあげるとすれば、前者、すなわち十歳代後半に発し最初からいわば、神経症性の対人恐怖と精神病性の関係妄想とをあわせもつか、あるいは両者の間を浮動する病態であろう。したがって以下これに焦点をしぼって述べたい。

3　強迫と妄想

ここで焦点とする類型では症候上つねに「強迫から妄想へ」もしくは「強迫か妄想か」が問題となる。強迫と妄想との関係についてはすでに多くの指摘がある。たとえば、古くはジャネが多くのパラノイア患者の初期の精神衰弱期に強迫現象がみられること、ときには追跡妄想に先立って病識のよく保たれた強迫状態が存在することを述べているし、クレチマーも敏感関係妄想と強迫観念の親近性についてくりかえし論じ、妄想と強迫観念との間にあらゆる移行段階があること、敏感関係妄想という現象形態の一つとして強迫神経症の経過中における突発性の妄想形成が数えられるべきことなどを述べている。その後も強迫と妄想、あるいは強迫神経症と分裂病あるいはうつ病との関係についてはしばしば論じられ[9][10]、最近も二、三の文献が散見される[11][12]。

ところでこれら従来の論議を通覧し大まかに整理すると、一つには、強迫と妄想との近縁性を述べつつも、その構造上の差異あるいは経過上における移行の頻度の少なさを強調する見解があり、いま一つには強迫と妄想との間に絶対的差異をみとめない見解である。この差は多分に強迫現象の定義のちがいに由来するように思われる。たとえば、強迫を、精神分析のいう置換メカニズムが典型的で、強迫現象以外の症状をほとんど示さず、睡眠・性欲・食欲等の機能の完全にたもたれる（サリヴァン）強迫神経症にかぎれば、これが妄想状態もしくは分裂病状態に移行することは臨床上比較的少ないと思われる（もっともサリヴァンのように、一時代前には強迫神経症の段階にとどまりえた者が今日では一過的に妄想状態におちいることが多くなったという比較文化論的な指摘もあるが、これは別個の視点であるので一応別にしよう）。これに対し強迫の定義をより広くすれば、妄想との境界はきわめて流動的になろう。たとえば、「患者によって強迫と感じられたり、あるいはそう判断されるという意味で強迫的あるいは強迫様という形容詞の付されないような精神病理的症候はほとんどない」（ビンスワンガー[13]）ことになるし、強迫も妄想も「同一現象の反復という面で共通性をもつ」（内沼幸雄[14]）ことになる。また対人行動に関する強迫観念は置換機制がはっきりしないことが多いので、しばしば「強迫から妄想へ」が問題になる。たとえば「強迫観念から作為体験に移行する経路をあきらかにするには、赤面恐怖などのように対人関係に関する強迫体験を例にとるのがよい」（村上仁[15]）といわれたり、「わが国の臨床では、対人恐怖症をめぐってパラノイアというきわめて人間的に興味ぶかい問題を考究するのに格好の基盤」（内沼幸雄[8]）を与えられているといわれたりする。筆者がここで「強迫から妄想へ」あるいは「強迫か妄想か」を問題にする場合も、やはり対人行動に関する強迫現象が考察の対象である。

ところで、強迫と妄想との関係が話題になるとき、その妄想とはどのような妄想か。これまた大まかに分けて二つの方向があると思われる。一つはこの種の対人行動に関する強迫から作為思考、幻聴へと形式的変遷を示し、内容的には迫害主題を主とするルートである。これは村上仁らによってすでに述べられている。いま一つは、世界に二つとない自分の身体的奇形性のゆえに他者を不快にし他者をして避けしめるという妄想確信の場合で、対人恐怖といっても自己臭、自己の視線、醜貌、梅毒やレプラなど社会的忌避をともなう疾病が恐怖の内容となり、迫害主題より罪責主題が前景にたつ型である。この場合には「強迫から妄想へ」というよりも、つねに最初から「強迫的でありかつ妄想的」である。また終始ヌミノージス（シュナイダー）や一段と高い現実や超越拡散性（加藤清ら[16]）が出現しないことにおいて、定型的な分裂病性妄想と異なる。第二のこの妄想を村上靖彦ら[17]は「忌避妄想」と名づけて、迫害妄想と対置した。それによれば、忌避妄想は次のような点で分裂病性の迫害主題をもった関係妄想と構造上の差異をもつ。すなわち迫害妄想では「他者はいつも何らかの意図をもって現われ、しかも、その意図は一般に病者にはかくされている」が、しかもなお「他者の言動はこの意図を指し示しており、それは一種の〝無気味さ〟をもつ」。これに対し忌避妄想では「他者の些細な言動の中に自分に対する忌避を読みとる」としても、それは「彼らの不快な身体に対するやむをえない他者の反応なのであり、関係妄想の意味は患者にははっきりと知られており、そこに他意は存在しない」。さらに迫害妄想の関わる他者は「本質的には仮象としての他者であり、それはいつでも個別的な他者から遊離して、病者を〝声〟として〝まなざし〟としておそってくるもの」であり、したがって「仮象としての他者は、病者が個別的な他者に関わることによって、むしろ一時的にでも消失する傾向がみられる」。これに対し忌避妄想では「症状は具体的、個別的な他者の面前においてのみ出現し、一人でいるときは症状は消失ないし軽減するのが普通である」。また他者のまなざしは迫害妄想の場合には、自己の内部にまで〝つきささる〟ものとして現われるのに対し、忌避妄想の場合には、「それは自己の身体に、いわば自己の表面に〝つきあたり〟あるいは自分の体を〝しばりつける〟ものとして現われる」。それに対応して、まなざしの対象となる「自分」も、前者では「自分の存在全体」であるのに、後者では「現在のこの自分」「この身体」である。

4　治療例の報告

この種の症例については、すでに多くの報告があるし、筆者ら(2)も述べたことがある。したがってここでは、四年にわたる精神療法によりさいわい治癒し、以後十年満足すべき経過を示していると思われる一例を挙げるにとどめたい。精神療法例の報告は、この種のケースについてはまだ少ないと思われるからである。なお本例の記述にあたってはさいわい御本人の快諾をえた。症例記述についてはもちろん匿名性のたもたれるよう配慮したが、精神病理学上肝要な部分は可能なかぎりそのままにした。

〔**症例1**〕

初診時二四歳の未婚男子、高校人文系教師、四人同胞の長子である。父は農機具商、異常な潔癖の持主である。遺伝歴なし。中学時代、心臓神経症といわれ二年にわたる療養を要した。いちじるしい不安のため、この間ほとんど家を離れることができず、学校も休学せざるをえなかったという。ようやく不安発作が遠のいた後には、赤面恐怖、視線恐怖が生じた。しかし、これに悩みながらも家を離れての高校、大学生活はなんとか頑張って終えることができた。ところが、大学を卒え、地方の高校に単身赴任し、新しい下宿に住みつくやいなや、「レプラか梅毒云々」という噂が自分の周囲で、自分の行く先々でなされるようになった。一対一の対話性こそないが、人びとが批評しあう声をはっきり聞く。友人に促されて皮膚科を受診し、皮膚科医の紹介で精神科を訪れた。

初診時、自分がレプラか梅毒のため奇妙な顔付になり、かつ異様な雰囲気を発散させており、そのため人が自分を避けるという妄想確信をいだき、加えて全体として硬く、かつ雅致《グラチー》にとぼしかったため、分裂病初期あるいは敏感関係妄想をうたがわれ、当時のルーチンの治療法であった電撃療法一クールを外来でうけた。しかし、少しく不安が減ったのみで治効なく、以後外的事情もあって四年間精神科を訪れることなく過ごした。もっともこの四年間、高校教師としての勤務は周囲の援助もあってなんとか行なえていた。ちなみに筆者との最初の接触はこの初診時であった。

四年後、再び上記の梅毒（レプラ）罹患妄想が幻聴とともに前景化したため、今度は電撃療法ではなく精神療法を求めて自ら筆者のもとを訪れた。このときの症状として印象に残ったのは、相貌化過多とでもよぶべき特有の体験があったことである。すなわち、カーテンの襞が口をぽっかりあけた深淵にみえるとか、夜の並木が恐るべき巨人にみえるとか、カレンダーの婦人の目がいつも自分を見据えているといった、つよい不安体験である。当時発表されたマチュセック(18)の妄想知覚論がいかにも妥当する体験と思えたが、しかしそこに加えられる第二節的な異常な意味づけ（シュナイダー）を欠き、またここからなんらの妄想加工も生ぜず、梅毒（レプラ）罹患妄想にこの体験が組み入れられることも全くなかったから、むしろマチュセックのいう「強迫に近い妄想知覚」というべきであろう。

以来四年間、本人の求めに応じインテンシヴに精神療法を行なった。治療開始二八歳、終了三二歳。

治療経過は、(1)最初一年の対面面接、(2)自由連想期間(一年半)、(3)再び対面面接(一年)、(4)文通による交渉(半年)からなる。以下それぞれの時期の要点を略記したい。

1 対面面接の一年間

最初は治療者への絶対的服従と畏怖という関係ではじまった。面接中も視線の合うのをさけ、面接がすむと逃げるように退室するという形がつづいた。症状についての陳述からはじまり、やがて外面的な生活史についての陳述へと進んだが、終始彼は受け身で、かつ吃音様の発語がめだった。しかしそれでも四カ月後には梅毒、レプラ罹患を内容とする関係妄想はいちおう消退し、また上述の相貌体験も減少している。ただし、これら精神病性症状の消退とともに自他の視線を気にする視線恐怖、赤面恐怖といった対人困難が前景化し、今度はこれについての愁訴が長々と語られることで、面接時間が埋められた。

開始六カ月後には症状から生活史へと関心の焦点が移り、父親の異常なほどの潔癖さ、父親への憎悪、母への絶対的な愛が述べられたりしたが、感情を伴わない羅列的復唱的な述べ方にとどまった。またこのころはじめて自発的に、くりかえしあらわれる夢として、妹や母の裸体の夢が語られたが、これについても何らの感情的反応は示されなかった。

間もなく治療への抵抗がはじまる。万事に控え目な彼が治療の有効性への疑問を再三口にする。いままでとちがい積極的に話し、ときどきチラチラとではあるが治療者と眼を合わせる。また長い時間沈思した後語る、ということができるようになる。幼児期の回想も、一つ下の妹へのつよい愛着、両親の不和、母への絶対視の裏にかくされた不満などへと輪が拡がるが、一方で抵抗もつよまる。「何もかも言うわけにはいかぬ」「いまのままでいいじゃないか」、しかし「いままで動かなかった扉がきしむ」ともいう。ときたま面接室の隣室で話し声がすると、会話途中でも耳を傾ける。人の会話は自分についてよりも自分の家についてではないか、病院の治療室でそんなことはありえないと思うが、ありうるかもしれない、と述べられる。

このころ、長くつづいた近親相姦的な夢が消え、かわって暗い井戸（深淵）の中へ入っていってすぐ引き返してくるという夢にかわる。

いったん消失していた相貌体験がまた活発になるが、この体験は幼時しきりにあったものだとされる。そしてちょっとしたきっかけから容易に幼時の記憶が再生してくるのに自分でもおどろく。

この状態が三カ月ばかり膠着的につづいた時点で彼自身が、かねて治療者に示唆されていた自由連想法をうけてみたい、と申し出た。治療者はたしかに、治療開始に先立って場合によっては行なうかもしれない自由連想法の説明をしたのではあったが、境界例的なこの種の例にこの時点で自由連想に切りかえるべきかどうかに迷った。しかし一年に及ぶ対面面接を通じていわゆる陽性の転移は確立したと判断されたし、かつ彼の自我機能が精神病的崩壊をきたすほど脆弱でないこともわかっていたので、耐えがたい場合にはいつでも中断してよいという留保を付した上で、自由連想にふみきった。

2　**自由連想の期間**（週二回、一年六カ月）

当初は例によって書物を読むような、抑揚のない調子で、あらかじめ用意された内容がくりかえされた。やがて面接中の治療者が「ちょうど小学校高学年から中学前半ころまでの父にそっくり」であると自覚されるころから、連想態度が退行的となり、連想内容も再び幼児期体験にもどり、強い感情をともなって父母へのアンビバレンツ、とくに母へのかくされた不満、両親への甘えたい気持ち、自分の中の途方もない大きな依頼心と、いつ裏切られるかもしれぬという不安、怒りが語られた。当然これは面接室での治療者に対する不安でもあり、事実話すことがらを隣室で聞かれているのではないかという妄想様観念はいっそうつよまった。

また同時に抵抗もつよくなった。「これ以上連想を要求するのは酷だ。これ以上すると精神病になってしまう、料金をとるとは水くさい」「この部屋へ入ると安らかな気持ちになり、少しも先生への憎悪がわかないのに、面接室の外では憎悪を通りこして殺意に近いものを感じる。そうすると体や足をジタバタさせて耳をふさぎたくなる。あんな強烈な感情がこの部屋でおきたらどうしよう」「外の世界を自由にとびまわろうとすると、いつも先生が石のように冷たい姿で意識の中に立ちはだかる」「先生は生殺与奪の権をにぎっている。ここから逃げだしたい」「いや、どうかせめて、ここにいてもよいのだといってほしい」。

自由連想場面でこのような一見危っかしく思える展開があったにもかかわらず、現実生活ではこの時点でかなりのポジティヴな変化が生じた。たとえば、下宿の人のことがほとんど完全に気にならなくなり、人と挨拶をかわすことがごく容易にできるようになったり、父の中に老いを発見し、父とはじめて将棋をさしたり、母代理者ともいうべき年輩の婦人が現われ、彼女と日常茶飯の会話をたのしめるようになったり、妹の紹介でこれまた生まれてはじめて一女性とデートしたり、またいままで無関心であった内外の小説にしきりに読みふけるようになったりする。暗い深淵の不安、相貌体験、関係づけも日中の生活ではほとんどおこらなくなり、もっぱら夢の中で深い谷へひきずりこまれる光景のみがつづく。また面接室内でおこる退行的言動は、時間がおわって部屋をさるときには完全に消え、あたかも面接室の敷居の内と外とで彼の生き方感じ方が見事に使いわけられているという印象を与えた。こうした点から、さらに自由連想を続けていくことを提案し、彼も諒承する。

自由連想はさらにすすみ、母の問題へと収斂する。「物心ついて以来、母にやさしくしてほしいという期待をもつことはあきらめていた。母の肌にふれることはなぜか幼時からわるいこと、恥ずかしいことと思ってきた。いまさらやさしくするといわれても」。しかし、「母はそこいらのただの女とはちがう。母とは不思議に意見が合った。母以外の人に甘えては母にわるい」。しかし、なぜか「母を人にみせたくない。母の短所をみられたくない。私が恥としているのは母だ」「母こそ自分と父との接近をはばんできた。母こそ私の自由をうばった人間だ」。この種の感情をつよく伴った連想は抵抗を同時につよめはしたが、現実生活での活動性はいちじるしく増大し、たとえば自ら希望し奔走して新しい職場に転勤する。「自分の中から力強いものが出てきた感じ。一度くらい私だって自分を主張してみてもよいではないか。おとなしい子だといわれ自分でもそれがよいと思ってきたが、おとなしかったときが一番満たされぬときだった」「この十年間私の心は頑なになっていて、悲しいことがあっても悲しまなかった。何かの機会に悲しみをあらわにしてみたい。涙でもって洗い流したい」。いや、しかし「これまでうけた長い屈辱をどうしてくれる。復讐しなければ」。

その次の時期は、明らかに転移的といえる医師－患者関係が（いままでも面接室外での彼の体験の中には生じていたが）面接室内でも生じるようになり、これを軸にしていっそうの進展がみられた時期である。時間的には約六カ月にわたったが、その間の彼と治療者とが共有したイメージは、相たずさえて深淵の中へ少しずつ降りていくというものであった。当然転機的な時点では、いったん夢の中におさまっていた深淵体験が白昼夢として意識に侵入するので、それに応じて連想の進度に緩急を心がけねばならなかった。以下少し羅列的になるが時間的順序にしたがって述べる。カッコ内はそのころ生じた現実生活上の変化である。

「私の家を少しでものぞきこむ者があったら、しめ殺したい。先生だって私の家にまつわる罪を知っていて、そのくせ私にだけは教えてくれない」(母をたんなる老婆として見る。夢の中で妹と訣別、面接室の隣りでき耳をたてられる、という不安消える。)

「わるいのは父母ではない。私なのだ」(深淵が白昼夢的に迫り不安つよし、面接中断二度。)

「とおい昔世の中からうらみをうけた。先生からさえうらみをうけた。それを棚上げにしていまさら何をいう。世の中に貸しがある」「先生の本心を知りたい、刃をつきつけても敵か味方かを知りたい」「大人の世界に仲間入りするには大人一人を血祭りにせねばならぬ」「とおい昔、先生にわるいことをした」「先生と私との間には恥ずかしいことがある」「先生が決してゆるしてくれないものを私は胸の中にもつ」「しかし先生の手にすがって深い淵へ降りていきたい、気味はわるいが、危害はくわえられないようだ、降りていくために先生との絆を保ちたい」「どうも深淵は底なしではないようだ、深いところへ沈んで、もう一度父母との関係をとりもどしたい」(宗教への関心が芽ばえた。仕事が調子にのる。中学時代から慢性的につづいた結膜炎の突然の治癒。)

「母との接触にある種の汚なさの感じをもっていた。これは女性一般への近づきがたさとどこかで通じている」「いや母の汚れと自分の汚れは一つ、いや汚ないのは自分だ」「自分の上半身は清潔だが、下半身はいわゆる排泄物で汚れている。長い間先生にみとめてもらいたかったのはこれだ。先生にだけは是認してもらいたい。恥じないでよいといってほしい。先生の清潔な手や衣服をよごしても受け入れてほしい」、いやはり「自分の汚れが人にうつる。人をだいなしにしてしまう」(女性へのこわさ消える。)

妹の紹介でつきあっていた一女性との婚約を自分から解消し、事後処理も自分で円満にすます。）

「女の人に接するとき決して忘れてはならぬことがある。女の膝や胸はたよりにならぬ」「女の手は着実に自分の汚れをあばく」「汚れをぬぐってくれなかった女への憎しみ」「一度あったことは二度とあってはならぬ、幾重にも肌を衣でつつんで人にみせてはならぬ、骨身にしみている」（深淵の不安体験が白昼夢として再現するが、もはやそれほど恐ろしくはない）「ぼんやりしているとき、とくに夜、急に鬼気迫るこの世ならぬ世界を歩くような気になる。もちろん九九パーセントわかっているが、ひょっとしたら幽鬼が戸をたたきはしないかと思う」と（このころ周囲の人から見違えるほど元気になったといわれる。自分であらたにある女性と結婚を前提にした交際に入る。人とつきあうことの楽しさを知る。）

「先生にまつわる女を昔先生と争ったことがある」「父母にかわって先生の手を汚してほしい」。そういう連想の反面、「いままで自分のノイローゼの生活はやらずもがなの仮のマイナスの生活だと思っていたが、まちがいらしい。これもまた一つの人生であると思う」「いままで二本足で歩いているようにみせかけてきたのに、いま急にびっこであるとは人にも自分にも言いにくい」「せめて一言つらかったろうと言ってほしい」

対人過敏はのこるが、ほぼ生活の全面においてカッコ内に記したような変化が生じたので、（彼はさらにつづけることを希望したが）一応自由連想を打ち切るとともに、治療もまもなく終結するつもりであることを告げる。

3　再び対面面接一年

「先生に自分の汚れをうつしはせぬか」「先生にむしょうに謝ってみたい。謝ってもゆるしてもらえないのでは。いままで一度も心から謝ったことがない。もっともそう思う反面、そんなことをする必要はないとも思う」「自分の中の汚ないものを先生の前にさらけ出し先生が不快な反応をするのを直視してみたい。直視することがもうできそうに思える」

最後にいま一度、全経過を治療者と二人でふりかえってみることに時間があてられる。

「昔々死の不安におびやかされた。それはいつも、ちょうど自分が自分を主張せざるを得ないときであった。反発したが屈してしまった。それ以来何か強力なものに無茶苦茶に押さえられ、凍りついてしまっていた。ここでの治療中もいつも先生によって窮地におびやかされた。それに力の限り反発することでやっと甦った」

「人をあんなに怖れたことの中には、相手が幾重にもかくしている得体の知れぬ魔性がこわかったということが一つある。魔性は人間の世界に別次元から襲ってくる。しかも、それは自分の中にもあって、それが汚れの問題といっしょになって、癩とか梅毒といわせていた。その以前にあった性とか性器へのこだわりも結局は同じことだった」

「しかし、中学時代の心臓神経症時代にすでに、自分だけ医者にわからぬ特別の病気にかかっているのであって、通り一ぺんに扱われるべきではないという半ば確信のようなものがあり、医者やその他の人びとから通り一ぺんに扱われると死の不安がいつも再現していた。だから、いいかえれば、天からある種の秘密をさずかった特別の人間として、栄光と責苦をともに生きてきたといってよい」「長い治療に耐えたのはこの特別の人間という意識も手つだっていた。とにかく最初から暗黒の中にも一脈の光明がいつもあったからだ。自殺を考えたことは一度たりとなかった」

この間、父の異常な潔癖さも一つの性格だとみとめうるようになり、またあらためて母の愛という言葉の意味を感じ、現実にも、自ら交際を求めた女性と婚約、結婚、妻の懐妊、第一子の出産と不幸にもその夭折などを、矢つぎばやに経験する。しかしすべてを自ら処理し、かつ大過なく勤務も行なえていたので、治療の終結を提案し、若干の不安への対処は文通によっておぎなうことを約して、おわる。

4　文通（半年）

さらにときどき面接を求めてくることがあった。しかし大体は一カ月に一、二度のわりでの手紙の交換で代用された。そして、六カ月後ごろにいつとなくこれも途だえた。

5　フォロー・アップ

治療終結後今日で約十年。この間一年に一度近況報告があった。二児を得、かつ弟妹の世話などをすでに亡き父母にかわって小まめに行なう。今日（四四歳）でもごく稀に、心理的葛藤時に希薄ながら昔の深淵体験がよみがえることもあるが、それによる生活上の支障は全くない。対人的にはもちろん内気で消極的な人に属するが、対人恐怖的な苦痛は以後全く再現していないし、また気分失調性の動揺も経験していない。彼自身治療によってはじめて自由になったという実感をいまももっている。今日まず、実直でやや保守的な中年の教師といったところであろう。

5　考　察

十四歳から二年にわたる不安神経症（慢性不安状態）を脱したあと、長く視線恐怖、赤面恐怖に苦しんだ人が、二四歳で就職と転居を契機に、自分が梅毒とレプラに罹患しておりそのため身辺の人びとにきらわれ避けられるという限局的内容の妄想幻覚状態を呈した。当初分裂病をうたがわれたこともあったが、さいわい四年の精神療法により治療し、以後十年のフォロー・アップから当時の治療が有効であったと考えてまず間違いないと考えられる例である。今日からふりかえってみると、診断として境界例中の比較的神経症的機制の明らかな例、さらに細かくいえば、重症対人恐怖症、思春期妄想症、若年型の敏感関係妄想などとするのが妥当ではないかと考える。

　梅毒あるいはレプラに罹患するという恐怖主題は、いま少し詳しくいえば自分が梅毒あるいはレプラに罹患しており、それゆえに他者から忌避排斥されるという主題は、一見疾病恐怖の中の一亜型とみなして差し支えないようにみえるが、しかし同じく疾病恐怖といえども癌が恐怖される場合と異なり、梅毒やレプラなど本来他者によって忌みきらわれ社会的疎外、低格視の対象となると信じられる疾病が内容としてえらばれる場合、そこには癌恐怖にはない対人恐怖性が不可避に含まれており、しばしば強迫から妄想へと移行する危険も秘められている。とくに梅毒恐怖やレプラ恐怖が若年者にあらわれるとき、たんなる疾病恐怖でなく妄想性の発展をみることがしばしばあるように思われる。

　もっとも妄想幻覚状態といっても、それは本例にみられたように、現象面では限局《チルクムスクリプト》性の忌避妄想（村上靖彦ら）であり、幻聴もまた一対一の対話性をもたず、多数者の批評に終始し、かつ一過性であったから、分裂病性の妄想との差異を見いだすことは、比較的容易である。またその妄想も、先に問題としたように、強迫との関係が微妙で、この間を往復移行するといった格好を示した。たとえば「関係づけ」についての彼自身の述懐によると、梅毒やレプラと噂されるというのは、「どうもそう考えないと落ちつかない。理性的にはそんなことはないと思うが、そう考えたいというか、そう考えなかったら、いらいらして子どものように手足をばたつかせ耳をふさがねばならない」からである。古くからある妄想欲求という考え方に対しては、それをあまりにも常識心理学的にすぎるとする見解など、少なからぬ批判もあるが、彼の陳述を聞いていると、少なくとも対人恐怖の延長上にでてくるこの種の妄想ないしは妄想様観念の場合にはこういう考え方の妥当性があると思われた。また彼のいうには、「梅毒（レプラ）のために排斥されるという確信がゆらぎだすと、視線のことが気になりだす。ただそうなると自分のノイローゼへの真面目なとりくみ方が少なくなる。どうも視線恐怖というのは本来の不安のごまかしかもしれぬ云々」と。ここにも妄想と強迫をめぐる微妙な動揺が示されていると思われる。

治療経過自体については、本例について特別の事項はない。抵抗と転移が治療の展開を促した軸となった模様は従来の諸症例の治療報告の様相と軌を一にしている。内容的には、深刻な疎外感が身体下半身の汚れとして語られ、この汚れによって汚されることを治療者が是認し、彼もまた治療者がそれに対して当然みせるはずの不快の表情を直視できるというかたちで終わっている。この汚れの源は何か。あるいは連想内容に一時あらわれたように、過度に潔癖であった父の家で、いつも排泄をしくじる幼児に加えられたであろう両親、とくに母親の困惑といった生活史的事実に由来すると解することもできようし、またそういった生活史的事実にもとめるよりも、汚れという表現の中に、人間一般にとって根源的な存在様態の一つを現象学的によみとることもできよう。当時の治療者にとっては、治療中に出現した汚れという主題は、自己の身体的特性のゆえに他者に避けられ疎外されるという彼の妄想を理解する上で非常に役立ったが、汚れそのものについてはこれを生活史的事実としてではなく、彼の人格的秩序形成途上になんらかの理由で生じざるをえなかった無秩序性、端数性、反生命性として理解した。これは当時すでにあったゲープザッテル[19]の不潔恐怖に関する有名な論述と軌を一にしていたし、後に発表された塚本嘉壽[20]の同じく不潔恐怖症に関する人間学的考察とも一脈通じている。

なお蛇足めくが、筆者の知るかぎりでは不潔、汚れに関する精神医学的人間学は上記のゲープザッテル、塚本以外にないように思われる。ただこれらはいずれも不潔恐怖症をめぐる考察である。しかし、本例や本例類似の症例においては、臨床上対人恐怖から不潔恐怖へと症状推移することはまず少ないといってよいので、不潔恐怖の場合にあらわになるのと異なった不潔や汚れの側面がこの種の症例を通じて解明されるべきだと思う。しかしこれは別の機会にゆずらねばならない。

つぎに本例の治療の成功にかかわったと思われる一、二の要因について考察しておきたい。ふつうこの種の境界例に、自由連想等をふくんだ治療を長期間にわたって行なえることは、むしろ異例である。このような治療を可能にしたのは、何よりも終始かわらなかった彼の治療意欲であり、かつ前回述べた「より精神病に近い」境界例とちがって自己破壊的な自殺等のアクティング・アウトの危険が全くといってよいほどなかったことである。いま一つ治療の成功にかかわった要因として年齢の問題も考慮されてよいであろう。彼が最初友人に伴われてわれわれのもとを訪れたのは二四歳であり、自らしかも精神療法をもとめて再び来院したのは四年後の二八歳のときである。まえがきの中でも述べたが、対人恐怖や境界例の中には三十歳前後にいたって軽快する例が少なからずみられる。本例の場合もそのような年齢への到達が、強迫から妄想への動揺の間にありながら終始つよい治療意欲を彼に生じさせ、かつインテンシヴな治療の期間が三十歳前後という時期にたまたま一致したという幸運があったのではないか。この推測は、この種の精神病理が青春期後期の心性と深く関係しており、彼らにおいて青春期後期の心理的課題の達成は、遅滞するといえども、三十歳ころにいたれば一応の帰結をもちうる可能性があるという仮定にもとづいている。もう一つ、筆者との陽性的な関係が必ずしも十分の病識なしに来院した初回来院時からあり、加えてこのときの身体的治療（電撃療法）の効果がなかったこともかえって幸いして、四年後自ら筆者に精神療法を求めて来院するという結果を生んだことも、他の境界例の場合とくらべると、精神療法への導入を容易にした一因として評価してよいであろう。ちなみに治療者の年齢は四十歳前後であった。

6　結　語

境界例という、ともすれば曖昧になりがちな領域を整理するため、ホックのいう偽神経症性分裂病と別に、いま一つの別の類型をおくことを提唱した。これは、大まかにいえば「より神経症に近い」類型であり、症候論的には「強迫と妄想」の関係がそこで問題になる病像であり、従来のカテゴリーでは対人恐怖に近いので重症対人恐怖症とよばれてもよく、あるいはその発症年齢、妄想構造の特異性に着目して思春期妄想症（植元行男ら）とよばれてもよく、あるいはクレチマーの有名なカテゴリーに拠って若年型敏感関係妄想とよばれてもよい。そのような症例の一典型をあげ、あわせて治療経過、予後について記述した。

文　献

（1）笠原嘉・加藤雄一「分裂病と神経症との境界例について」（宮本忠雄編）『分裂病の精神病理2』所収、東京大学出版会、一九七四年。（本書四五―六八頁所収）
（2）笠原嘉・藤縄昭・松本雅彦・関口英雄『正視恐怖・体臭恐怖』医学書院、一九七二年。
（3）クレチマー（切替辰哉訳）『敏感関係妄想』、文光堂、一九六一年。
（4）Pauleikhoff, B.: Die paranoid-halluzinatorische Psychose im 4. Lebensjahrzehnt. *Fortschr. Neurol. Psychiat.* 34: 548,

1966.
（5） 市川潤・斎藤征司「主として三〇歳台女性に発病する妄想幻覚状態について――その状況論的考察」精神医学、一二巻、四〇五頁、一九七〇年。
（6） 植元行男・村上靖彦・藤田早苗・小笠原俊彦・鈴木恒裕・青木勝・土川隆史・大磯英雄「思春期における確信的体験について。その1、いわゆる思春期妄想症について」児童精神医学、八巻、一五五頁、一九六七年。
（7） 高良武久「神経質の問題」精神神経学雑誌、四二巻、七五五頁、一九三八年。
（8） 内沼幸雄「対人恐怖症の症状構造」精神神経学雑誌、七三巻、三五九頁、一九七一年。
（9） Gordon, A.: Transition of obsessions into delusions. *Am. J. Psychiat.* 107; 455, 1950.
（10） Stengel, E. A: Study of some clinical aspects of the relationship between obsessional neurosis and psychotic reaction types. *J. Ment. Sci.* 91; 166, 1945.
（11） Eggers, C.: Zwangszustände und Schizophrenie. *Fort. Neurol. Psychiat.* 36; 576, 1968.
（12） Taschev, T.: Zur Klinik der Zwangszustände. *Fort. Neurol. Psychiat.* 38; 89, 1970.
（13） ビンスワンガー（新海安彦・宮本忠雄・木村敏訳）『精神分裂病Ⅱ』みすず書房、一九六一年。
（14） 内沼幸雄「妄想の二重構造」精神神経学雑誌、六九巻、七〇七頁、一九六七年。
（15） 村上仁『異常心理学』岩波書店、一九五二年。
（16） 加藤清・笠原嘉・藤縄昭・由良了三・三好暁光・田中愛昭「分裂病の妄想形成の三様態」精神神経学雑誌、六五巻、九六頁、一九六三年。
（17） 村上靖彦・大磯英雄・青木勝・高橋俊彦「青年期に好発する異常な確信的体験――関係づけの特殊性について」精神医学、一一巻、五七三頁、一九六九年。
（18） Matussek, P.: Untersuchungen über die Wahnwahrnehmung. 1, *Mitt. Arch. Psychiat. Nervenkr.* 189; 279, 1952. 2. *Mitt. Schweiz. Arch. Neur. Psychiat.* 71; 189, 1953.
（19） Gebsattel, V. E.: *Prolegomena einer medizinischen Anthropologie*. Springer. Berlin-Göttingen-Heidelberg, 1954.
（20） 塚本嘉壽「不潔恐怖症に関する一考察」精神神経学雑誌、七二巻、八九一頁、一九六九年。

否定妄想について（須藤敏浩氏との共著、一九七六）

——若い婦人の一例——

1　まえがき

一八八〇年フランスのコタール[1]は「重症メランコリーにおける心気妄想」と題する小論文の中で、四一歳発病の一女性例を報告し、はじめて否定妄想という語を用いた。以来フランス語圏ではかなりしばしばこの妄想が論議の対象になっている。エイ[2]もエチュードの第二巻中で緊張病、記憶の障害、性倒錯、病的自殺、病的嫉妬、誇大妄想などとならぶ精神医学の重要症候の一つとして、この否定妄想に一章をあてているくらいである。文献はセグラ、ミンコフスキー、カプグラなど知名のフランス学者がこれを論じた歴史を示している。最近も否定妄想に関する論文はフランス語圏、イタリア語圏で散見される。ただし興味深いことにはそのすべてが今日これがまれになりつつあることを話題にするものである（ブルジョア[3]、レジェ[4]、ペリス[5]）。なおドイツ語圏では否定妄想という語のかわりに虚無妄想 nihilistischer Wahn の語を使ったウェーバー[6]の研究がもっともよく知られている。ただドイツでも近年ディートリッヒ[7]がコタールの否定妄想というタイトルで症例報告を行なっている。

わが国には筆者らの知るかぎり、まだ否定妄想の本格的研究はない。症例報告としてもわずかに藤縄昭[8]らが麻痺性痴呆者の経過中の一時期にこれがみられたと発表しているのみである。欧州文献がこぞって指摘するとおり、見事な否定妄想は今日わが国においてもきわめてまれであり、症例報告の少ないことはやむをえない。さてここですでに論議の出つくした感のある否定妄想についてことあらためて一例報告をこころみようとするのは、第一にはその否定妄想が一過的でなく十数年にわたって持続し、しかもその間ずっと治療関係が成立し、詳細を知りえたケースであるからであり、第二には本例が否定妄想という時ふつう考えられるように中高年者にではなく、若い未婚女性に生じたからであり、第三には診断上においてもうつ病圏よりは分裂病圏（軽症ないしは境界例としてであるが）に属すると目される例外性をもったからである。文献上、若い人に出現した否定妄想例は三例しかない（ミニョーら[9]、モレル[10]、カムラー[11]）。また文献上否定妄想が重症の精神衰弱に生じうるとする意見はないわけではないが（たとえばクレミュー[12]）、これまたまれである。

2　文　献

コタールの症例を少し詳しく紹介しておこう。この婦人患者は四一歳で発症し、二年後来院（一八七四年）、コタールの報告当時（一八八〇年）四九歳に達していた。

「自分にはもはや脳も神経も肺も胃も腸もない。残っているのはこわれた身体の骨と皮膚のみだ」（患者の言葉）。この否定は彼女にとって今まできわめて堅固な信念であった形而上的観念にまで及び、「魂もない、神も存在しない、悪魔さえいない」といわれた。今や壊れた身体にすぎない彼女には生きるために食事をとる必要はない。自然な死を死ぬこともできない。焼かれることがなければ永遠に存在せざるをえない。今や火だけが彼女にとって唯一の可能な最期である。そして彼女は皮膚と骨を焼いてくれるよう絶えず哀願し、また自身でも何度となく自分を焼こうと試みた。最初の発症は「背中の奥で音がして、それが頭にひびく」という体感異常的なものだったが、やがて不安焦燥がつのり、何回も自殺を企てたのち病院に連れてこられた。当時彼女は地獄に堕ちたと信じこんでおり、そして神は自分を未来永劫に非難しつづけるであろうし、事実それに値する地獄の刑罰をすでに受けていると言った。数カ月後平静となり、メランコリー性の不安は眼にみえて減少し、笑ったり冗談を言ったりするようになったが、しかしそれでもその否定妄想は少しも変化せず、いつも以前と同じように力をこめて「私にはもはや脳も神経も腸もありません。食事は無用の責苦です。私には火以外のいかなる最期もありえません」と訴えつづけた。痛覚も身体表面のほとんど全体において左右とも減退し、ピンで刺しても痛がらなかった。

コタールはこの症例を当時の心気症状を呈する類似の症例と比較対照しつつ、六つの特徴を列記している。(1)メランコリー性不安、(2)地獄の刑罰をうけているという考え、(3)自殺自傷傾向、(4)痛覚脱失、(5)種々の身体器官、全身、魂、神などの不在あるいは破滅を内容とする心気観念、(6)決して死に得ないという観念。

二年後の一八八二年再び彼は[13]「否定妄想について」という論文を書く。そこで、進行麻痺に生じたケース、迫害妄想を合併したケースなどあわせて十一をあげ、いっそう入念な分析をこころみ、とくに迫害妄想との相違性、対照性を強調した。以上の二論文により、かつエイの意見を加味しつつ、コタールの否定妄想の症状をまとめてみると、次のようになる。

イ、否定観念
ロ、不死観念
ハ、罪業観念
ニ、巨大観念（idée d'énormité）[14]
ホ、憑依観念
へ、苦悶焦燥、気分不安定（持続的または間歇的）
ト、幻覚（幻視、幻聴、精神運動性幻覚であるが、コタールは幻視が多く、幻聴はあっても対話性をもたぬ。独語がある、と記載している。しかし文献中には幻覚の記述はないし、事実幻覚の有無はこの症候群にとって重要な意味をもたない）
チ、反対症（folie d'opposition の緘黙、拒食から精神的なかたくなさまでがここに入る）
リ、自殺・自傷傾向
ヌ、痛覚脱失

この症状ないし症状群はセグラによって臨床診断図式の中に席を与えられ、レジによってコタール症候と名づけられた。したがってエイ[2]はこの症状の生みの親は、コタール、セグラ、レジの三人だと述べている。

さて、その後、この症状が進行麻痺や他の脳器質性障害の場合にも、まれには分裂病や精神衰弱にも出現することが見出されたものの、なんといってもこの症状が現われやすいのがメランコリー圏であることは諸家の一致して認めるところとなった。さらにつけ加えれば、初発時にくることは珍しく、何度かの病相を経過したのちに現われることが多いこと、ふつう中年以降で女性に多いこと、もっとも典型的には、「単純な体感異常の段階→不快な自己変容感出現の段階→腐敗、萎縮、石化、変形、罪業、呪術などと解釈される段階→否定の段階（これもまず身体の存在の否定から心的ないし形而上的次元の否定へとすすむ）→巨大観念→自殺傾向」というプロセスですすむこと、予後は原疾患の重篤度と治療によること、否定妄想というのでは定義上曖昧になりがちであるから狭義に「身体、身体機能、身体諸器官に関する特殊な否定」に限るのがよいということ。そういったところが否定妄想論議はなやかなりしころの諸家の見解であった。この症例と他の症例との関連についてもっとも詳しい研究をしたのは、フランス人ではなくドイツのウェーバーである。ウェーバー[6]が否定妄想、コタール症状という語を用いず、虚無妄想《ニヒリスティッシェル・ヴァーン》としてこれをまとめたことは先に述べた。彼は多くのドイツ文献を通覧し、六一の症例報告を行なったうえ、拒絶症、世界没落体験、離人症、心気症などとの近縁関係を検討した。このうちもっとも重要なのは離人症で、たとえば、貧困妄想と虚無妄想は一見似ているが、貧困妄想が極度に達するというだけでは虚無妄想は成立しない。そこに離人症という基盤が一つ必要である。むしろ虚無妄想とは離人症の直接的ないし間接的表現である。正確にいえば離人症への拒否的態度のあらわれである。つまり感情のない痛切な離人的自己に対して中心我が示す強い拒否的判断が虚無妄想だ、というのである。要するに、ウェーバーは離人症がまずあって、それに対してありうる反応の一つの在り方として虚無妄想をみている。ちなみにウェーバーの考察はもっぱら分裂病と器質性精神病に限られており、奇妙なことに典型的な躁うつ病例を欠く。この点フランス系の研究といちじるしくニュアンスを異にしている。

ウェーバーにはないが、否定妄想と世界没落体験との関係も問題になる。イタリアのマルチス(15)は外界全体に否定が及んだ場合として世界没落体験を考えている。わが国の村上仁(16)の分裂病の症状遷延の図式によると、人格解体の少ない第一期の症状である離人症が人格解体の中等度につよい第二期の症状としての世界没落体験に移行するとされているが、否定妄想はいわばその中間に位置することになろうか。その他の関連症状としては心気症がある。否定妄想の中心舞台が身体である以上、心気症やセネストパチーと関係の深いことは当然で、事実多くの人がこれに触れている。

3 自家例の概要

記述に先立って要点をまとめて述べておこう。

(イ) 十七歳の発症以来十五年間治療の続けられた若年婦人例である。先にも述べたが若年例は文献中わずか三例しかない(9)(10)(11)。そのうち二つは婦人、一つは男性である。また十五年というフォロー・アップも長い。文献上は十二年の経過の追われた例が一番長い。

(ロ) この十五年間症状はもっぱら離人症と否定妄想(コタール症候)との間を往きつもどりつした。しかもそれはコタール症候としてまず典型的といってよく、離人症状との近縁関係も、すでに文献の指摘するところとはいえ、本例においてもきわめて明らかであった。離人症⇅否定妄想という系列以外の症状はほとんど出現せず、その意味で症候論的に純粋な例であった。しかし、ただ一つ一過的に左上肢の運動麻痺がおこった。これについてはとくに考察を加えた。

(ハ)　診断としては境界型分裂病、あるいは重症神経症とした。ちなみに文献上の従来の三つの若年例も同様分裂病圏と目されている。しかしわれわれは境界型分裂病者をこれまでに数多くみたが、本例のごとき症状を示した例は一例もなかった。

(ニ)　治療は薬物療法、精神療法、生活療法のいずれもが平均以上に熱心に加えられた。そして全体として次第次第に軽快におもむき、とくにここ二、三年は目に見えて良くなり、ある技術を習得するための学校を終え、三四歳の現在では半ば社会復帰に成功している。

〔病歴〕

十七歳、食思不振つよく、るいそう著しく、暗い表情で自室にとじこもりがちとなる。しかし何とか高等学校の授業には出席していた。

十八歳、一日一回の食事もおぼつかず、精神科への入院となる。診断は分裂質者における青春期やせ症、あるいは分裂病の疑い。事実、当時は好褥、疎通困難、筆談を要するほどの緘黙状態にあった。電撃療法をはじめすべての治療効果なし。一年後、その高い知能とつよい内省力表現力に注目した主治医は外来での精神療法にきりかえる。きちんと通ってくるが、とくに変化なし。いつとはなく左手の運動麻痺がはじまる。本人よりも家族の意向で第二の主治医のもとへ。ちなみに家族とは夫の死後文房具店を営む気丈にして教養ある母と、二歳上の活発な、しかし結婚に失敗して戻った姉との三人家族。教師であった父は本人出生後まもなく入院し、患者十歳のとき肺結核で死亡。

二一歳のこのとき第二の主治医の下で入院生活はじまる。このときはアノレキシアよりも離人症が、それも否定妄想あるいは虚無妄想と称せざるをえぬほど高度の、身体、外界、内界すべてにわたる否定に発展していた。その上に、離人症→否定妄想の症状系列とはやや不似合いなヒステリー様上肢麻痺が加わり、主治医たちの目をひいた。この麻痺は比較的容易に治癒したが、否定妄想ないし重症離人症の方は以後長く唯一の症状としてこの少女を支配しつづける。数年の入院ののち、家庭の事情で、家庭に近い第三の主治医の治療下に入る。

ここでインテンシヴな精神療法はじまる。生活指導にこたえて病院から短大に通い、これを卒業し、病院からだが、外勤作業で短大で得た専門的知識を生かす機会を与えられる。三四歳の今日なお、問われれば離人症状の存在を口にするが、もはやかつてのごときかたくなな否定的態度は全くない。退院は時間の問題と思われる。

4　否定妄想

以下、否定妄想と左上肢麻痺の二つに分けて少し詳しく述べてみよう。

まず主要症状のもとに彼女の陳述を整理してみよう。主要症状の順序はわれわれの重視する順である。

(イ)　否定観念。「高校三年生の夏から性別もなくなりました。体はありません。内臓もありません。体がないから物に触れるということがないんです。親もありません。家もありません。言葉がないので誰とも通じません。名前をよばれても自分がないので返事ができません。感情がありません。見るとか聞くとか判るということがないのです。私には何々している状態というものがありません。時間とか距離もありません。有るということがそもそもないのです」。要するにその否定は狭義のコタール妄想の際の身体的存在をこえて、外界、内界、実存そのものにまで拡がる。
(ロ)　反対症。右の陳述では一見離人症とかわらぬように見える。しかしこれがたんなる離人症の段階を超えるのはこの反対症（folie d'opposition）が加わるからであろうとわれわれは考える。コタールにならえば反対症にかぞえられるのは緘黙（一人離れていることが多く、主治医に話しかけられても答えなかったり、一言ポツンと言ってあと黙りこくる）と拒食（「体は生きていないし、内臓も止まっている。口に入れても食物が木か紙みたいで咽頭から奥へ入らぬ」といい、摂食量はせいぜい半分程度でしかない）であるが、しかし、この人の場合何といっても一番否定妄想者らしい反対は強情さとでも言うべき特有の対人態度であった。たとえばこういう具合である。彼女がときに明るい表情をしているので、「気分のいい日には庭でも一周していらっしゃい」と主治医が声をかけると、それまでの表情を急に変えてキッとした調子になり、語気するどく「できません」、あるいは「殺すといわれてもできません」という。また一人黙ってではあるがテレビの相撲を見ていたことがあったので、後刻軽い気持ちで主治医が、「テレビを見ていたがおもしろかったか」とたずねたところ、「見ていません、私にはどうこうしているということがないんです」という。一般的にいって主治医が不用意に口にする「よくなったね」という言葉ほど彼女を憤激させるものはなかった。そういうことを主治医がいうのは彼女の状態を本当に理解していないからで、せいぜいふつうの離人症程度にしか思っていないからであると不足を言う。離人症といえば入院中ほぼ同年輩の同性の慢性離人症者と口をきく機会をもち、お互いがいかに共通の症状をもちあっているかを知って急速に近づくかにみえたことが一度あった。しかしやがて彼女の言によれば、離人症程度の段階はもうずっと昔に自分が経過した軽い状態にすぎないことがわかったといい、以後実際、期待したほどの友情の形成をみせなかった。こういう場面をみているとたんなる離人症者から否定妄想者を分けるものは、実在感喪失に加えるに実在感拒否、実在感否認であろうと思われた。いや、より正確には、実在感をもつ人間として他者に遇されることへの反発的拒絶というべきかもしれない。したがって、ウェーバーの言うように基盤にある離人症への否定的反応というだけではなく、離人症的自己を認めない他者に対する拒絶的反応も含まれているといってよかろう。彼女が極端に嫌っていたことの一つに、「うその自分」が人に「本当の自分」と思いあやまられることがあった。だから、そこに離人症症状の誇張と固着が生じてもやむをえないように思う。ちなみにこの種の拒絶的反応のごく軽度のものは、純粋の離人神経症者にも、またうつ病者にもよくみられる。「良くなった」と言われると彼らは決してよい顔をしないのがつねである。

(ハ) 不死観念。「私は生きていないのだから、死ぬということがありません。絶対に死ぬことはありません。体は鉄屑かガラスのかけらと同じです。電車に轢かれてバラバラになっても毒薬を飲んで体が腐っても死ねません」「ぜひ死ねるようにしてください。死ねるとわかった瞬間に自殺します」。このことはうそでなかった。不用意な電撃療法や抗うつ剤投与によって一見軽快がもたらされたかにみえたとき、しばしば自己破壊的な行為がおきた。その程度はかなり思いきったもので、一度のガス自殺企図などは奇跡的に助かったとしかいいようのないものであった。こういうとき彼女はよく言った。「トフラニールなどが効くと万物の間に散らばっていた苦しみが自分の苦しみとして自分の上に集まってきて、さらに胃という部分に集中してきて、自殺という行為が自分にも意味ある行為になるんです」。この「万物の間に散らばっていた苦しみ」云々については次の巨大観念を参照していただかねばならない。

(ニ) 巨大観念。「私は超人です。何でもできます。このコンクリートの壁もガラス窓も通り抜けることができます。自分が大きく大きくなって万物の中に入ってしまって万物と区別がつかない。自分がひろがって宇宙が自分です。自分の苦しみは宇宙の苦しみです。宇宙というと限りがあるみたいに聞こえるかもしれませんが、自分は限りなく大きいのです。そして人間の苦しみを全部自分が引き受けてしまって、人びとはすっかり苦しみから解放されている。また人間だけの苦しみでなく、万物共通の苦しみを背負っているんです」。少なくとも本例の場合よく聞いていると、一見荒唐無稽なこの巨大観念を支えるのが「自と他」「内と外」「個と世界」の境界消失、流通自在の体験であることがわかる。それは時には、文字通りにとれば、分裂病の影響体験とまぎらわしいところまでいたる。これはコタールが憑依観念の名で記載しているものであろう。

(ホ) 憑依観念。「高一のころから自分自身の存在がはっきりしなくなり、自分ではない力が自分をしゃべらせたり動かしたりした。自分の行動の一つ一つが動かされて嫌だった」「楽しくもないのに楽しそうにみせる、自分以外の力の動きを自分の中にかつて感じたことがある」「自分が限りなく拡がってしまい周囲と渾然一体となる。たとえば猫をみていると自分と猫とが一体となる。同じレベルになる。だから私には人間として冷静客観的に物を視るということができない」「どの木をみてもどの石をみても木の心、石の心がわかる」。

しかし、もちろん分裂病性作為体験の際のように自分を動かす個別的人格的他者は出現しない。事物の背後に人格的他者が見えかくれするといったことも全くない。かりに彼女が「動かされる」と表現したとしても、それは「自己に所属せぬ力によって」というほどの意味で、決して人格的な「誰か」によってではない。そこにあるのは漠然とした超越性でしかない。この点において、独特の自他流通体験と言わねばならないと思う。あるいはこれは離人症状から作為症状へといたる中間形態なのかもしれない。ともあれ作為体験に似て非なる、こういう「動かされ」体験がある。

コタールの述べたその他の体験もまたこの少女にはみられる。もっともそれらについてはとくに記述を要しないであろうから簡単につけ加えるだけにしたい。

(ヘ) 罪業観念。「一瞬一瞬が地獄の苦しみです。死ねないのは自分一人に対する刑罰だと思う」。

(ト) 自殺自傷傾向。何回かこころみられた。タオルで首を締めかけるといった程度から飛び込み、ガスまでがあった。

(チ) 間歇的あるいは持続的な苦悶と興奮。長い入院期間中やわらいだ彼女の顔をみることはまれでしかなかった。気分はつねに暗く、主治医に会うといっそう暗い顔になり、ときにはあえぐように「苦しいです。もう一瞬も耐えられません。死ぬのを許してください」とすがりつき、やがては声をたてて泣き、さらに後には境界例患者によくあるように依存的誇張的な側面を前景に出すこともあった。終始彼女が絶えることのない苦悶とともにあったことは確かである。

5　部分的昏迷

次に左上肢の麻痺だが、これは二一歳の折り一過的に出現しただけの、付加的症状にすぎない。しかしここでとくに項をあらためてとりあげようとするのは、これが、診断、彼女の住む世界の理解、彼女への精神療法的接近、それらについて少なからぬ知見をわれわれに提供したように思えるからである。

まず彼女の陳述から。「左手は動かさないように私がしたのです。自分を動かしたくない気持ちを、左手を動かさないことで代表させたのです。動きたくない気持ちを左手に託したんです。万物によって動かされたり入りこまれたりしていた自分が、こうすることによって少なくとも左手だけは動かされる

と在り方に一番近い。つまり「自己を不動に持することによって自己の同一性ならびに世界の安定性をようやくに維持しようとする宇宙的体験」に一番近い。ただふつうの昏迷とちがうのは、彼女が左上肢という「部分」をもって自分「全体」を代表させた点、それだけであろう。この点を勘案して言い直すなら、彼女の左手麻痺は「部分的昏迷」であった。

否定妄想という離人・心気症系症状と昏迷という緊張病性症状とは一見無縁にみえる。しかし両者がともに身体性の領域を舞台とする症状であること、かつ両者がともに超越的宇宙的色彩をもつ症状であることを考えれば、その共存は不思議ではない。いうまでもなく否定妄想はその不死観念、巨大観念などに端的に示されるごとく超越的宇宙的色彩のつよくみられる症状である。

この両症状の並存という臨床事実から、逆に、否定妄想にとって重要な構成契機の一つが宇宙性超越性にあると考えることもできるであろう。となると、不死観念、巨大観念などは否定妄想にとって決して副次的症状ではないことになる。

6　生活歴と治療歴

生活史に少なからず問題がみられる。治療は長期を要したが、結局精神療法によってかなりの程度に成功したと思われる。そのことからこの人の離人症、否定妄想の出現には心因要素がかなりの役を演じたと推測しうる。

生後間もなく父が肺結核で入院し、本人十歳のときに死亡するまで入院を続けたから、ほとんど父と接触がなかった。この間母と二歳上のすこぶる活発な姉と三人で母方の実家に寄宿、いろいろと肩身の狭い思いをする。母の母すなわち祖母はこのとき姉のみを偏愛し、本人には声をかけることを好まなかった。姉と祖母、本人と母という二つの組合せが出来上がる。「祖母はいつも私をけなしたが、本当の私はそんなものではないと幼な心に思い続けていました。今の私は本当の私ではないという信念みたいなものがそのころからあったと言うべきでしょうか」「しかし味方のはずの母も人間的にひどく鈍感なところがあって、母の前で一度も心から泣けませんでした」。

加えて幼時より虚弱、七歳まで通院生活が絶えなかった。ますます姉と反対に、やせて、不活発で、恥ずかしがりで、無口で、地味で、成績だけ優秀な少女となる。小学五年、不幸にも肺結核といわれ一年の休学。せっかくできかけた友人を失い、以来「イヤな自分」の支配をうけはじめる。

姉に気持ちの上で負ける。姉に負けないように、自分も本当の自分を母の前で出そうとするがなぜか「本当の自分」を母は受け入れてくれない。自分が「イヤな自分」でいる方が母にはよいみたい。母と姉との板ばさみになる。母によければ姉に悪く、姉によければ母に悪い。

小学五、六年、自分がこの上なくみじめで泣いてばかりいた記憶がある。泣き方がはげしかったので、自分でもただごとでないように思った。

「本当の自分」と「うその自分」の問題はその後もずっと続いた。中学後半からときどき何でも実行可能な素晴らしい自分が出ることがあった。しかし母も姉も、またそのころできはじめた二人の友人も、誰一人としてこうした素晴らしい自分を認めてくれなかった。むしろ自分ではうそと思っている自分の方を本当の自分とみてくれるので、どうもチグハグで、いつとなく本当の自分と思っている自分を自分の方から引っこめてしまった。いったんそうしてしまうと本当の自分が自分でもよくわからなくなってしまった。そのころから自分と万物の間の境界があやしくなり、自分が万物の方へ出ていったり、物が自分の中へ入りこんできたりするようになった。ふわふわした軽い、何が何だかわからぬ、実感のない自分を左手で大地につなぎとめようとしたのは、そのころのことである。

以上は彼女自身のした生活史的自己描写の一部である。もちろんそのどこまでが当時の心理的事実か、後からの解釈かは判然とさせがたい。しかし、治療のプロセスから逆に考えて、また家人の補足的陳述を参考にして考えるに、活発な二歳上の同胞をもつ、弱力的な、しかし内面に離人症症状を出す人によくある強さを秘めた分裂質者の世界を、右の彼女の陳述はおそらくかなり正確にうつしているものといえるであろう。

次に治療について。

歴代の主治医はこの表情のない陰気な少女にどういうわけか平均以上にインテンシヴな治療を加えた。彼女にそのように他者をしてしむける何かがあったのかもしれない。もちろんそれはありきたりの性的牽引力といったものではない。むしろ彼女の耐えざる反抗と拒絶のなかに他人をして放置させぬアピールがあったというべきであろう。とくに第三の主治医たちはこの終始拒絶的姿勢をくずさなかった少女からはじめてつよい陽性転移を、そしてそれにつづいて両価的転移をひきだすことに成功した。それを舞台にして母親への激しい愛憎の感情表現、自己中心的退行が展開されはじめ、主治医たちは催眠、覚醒夢、夢など多くのルートを通じて彼女の無意識にも働きかけることに成功し、徐々に治療は成果をあげた。今日まだ症状としての離人症が完全に消えたわけではないし、「本当の自分」もまだ不確かではある。だが、十五年前はもちろんのこと、五年前に比してさえ格段の進歩が彼女の知るすべての人によってみとめられている。また筆者らが時折り口にするように、この例も三十歳という青年期の終焉によ うやく到達したことも、昨今好経過のみられだした一因として考慮に入れられてもよいかもしれない。

治療の問題点を詳しく述べることは紙数の都合上ここでは省略せざるをえないが、治療のプロセスは境界型分裂病ないしは重症神経症のそれに対応する。生活史の項で述べた「本当の自分」と「うその自分」をめぐる自己同一性の混乱（レイン）や、母との間にあった二重拘束的状況（ベイトソン）もまた、たんなる神経症を超えた病理がそこにあったであろうことを推測させる。結局診断的には、これまで二度[18][19]にわたって述べた諸例同様、境界型分裂病に属すると考えたい。

7　離人症との関係

最後に否定妄想と離人症の関係について一言したい。これについてはすでによく知られている。本例もまた、離人症の延長上にその他の何らの精神病性症状を伴わずに否定妄想の生じうることを示した。ところでたんなる離人症と否定妄想を区別するものは何か。筆者らは次の二点にあると思う。一つには超越的宇宙的体験の出現、二つには意図的意識的否認、積極的否定の前景化にあるだろうと思う。このうち前者については部分的昏迷の項で否定妄想と緊張病症状の共存可能性として述べたので、ここでは後者について述べたい。これは否定妄想に先行する離人症について考えるのにも役立つ知見である。なぜなら、このような意図的否認、積極的否定はふつうの離人症においてもすでに構成的にふくまれていると思われるからである。それはたとえば次のような場合によくあらわれる。

離人症者を治療していると彼らが離人症出現当時の体験として回想するところに一定の類似性がある。彼らはきわめてしばしば、離人症の出現に際して意図的意識的な抑圧ないし圧迫を自らの心理状態の上に課した、という意味の陳述をする。たとえば、ある人は離人症出現に先立つ不快にしてアンビバレントな感情状態から脱出するため「無理矢理感情をおしころした」とか「ある考えを絶対に考えないように非常なエネルギーをつかった」とか、いま少し心気的ニュアンスを混じて「そのような感情や考えを後頭部に押しこめてしまった」という人もある。彼らがそうした圧排的努力をしたと称するのは大体一致して、十歳から十三、四歳当時においてであるという。これからただちに離人症の心因発生を云々することはもちろん早計にすぎる。しかし離人症という体験の構成契機の中に意図的否認という側面のふくまれうることを、彼らの異口同音の陳述は示唆しているのでなかろうか。

また次のような臨床事実も離人症のもつある種の防衛的合目的性を示しているようにわれわれには思われる。それは幻覚妄想状態から脱するたびに離人症的状態におちいる例である。われわれ[20]のみた何例かの中の一例は六年間に四回急性状態におちいったが、いずれの場合もその経過は急激におこり比較的短期間でおわる妄想幻覚状態と、それにつづくかなり長期の離人状態と、さらにそのあとにくるごく短期間の寛解ないし準寛解の状態とからなっていた。離人状態は妄想幻覚状態の末期に出現し、これが出現すると妄想幻覚状態は急速に活力を失うのがくりかえしみられた。また長い離人状態から脱出し「眼でみる世界が現実感をもってきた」といって喜んでいると、まもなく急速に妄想幻覚をもつようになって、周囲を失望させるのだった。こういう例では二つの考え方が可能であろう。一つは、心的水準が幻覚妄想段階から離人症段階を経て望ましい水準にもどりながら、何らかの理由で再び同様に低下と回復のパターンをくりかえすと考えることである。しかし、またこうもみることができる。離人症状態が一つの防衛的役割を演じて妄想幻覚状態に彼をおとしいれるのを防いでいる、と。

右の考察をさらにすすめれば、こうも言えるであろうか。離人症は一方において、エイも意識野の障害の系列にふくめるように、心的エネルギー、心的水準の低下の端的なあらわれであり、陰性症状そのものとみられがちだが、他方において離人症は自我のとる否定的否認的防衛機制でもあり、エイのいういま一つの系列である人格、自我の崩壊の系列に入れられるべき側面をもつ、と。若年者にあらわれる否定妄想は離人症のそうしたパーソナリティ障害性の側面を誇張的に拡大して示していると考えてよいのではないか。少なくとも本例ではそう考える方が理解しやすい。たいていこうした若年例は境界例のはずである。境界例患者の離人症状は精神病理学的に諸家が興味をよせる症状の一つであり、くりかえし種々の角度から論じられてきた。それらを通覧すると、ここに述べた心的水準論、心的防衛論以外の見方を否定妄想に適用することも可能なことがわかる。たとえば、エリクソンの「負の同一性」という概念を拡大解釈して使えば、否定妄想などはまさしく否定・否認という負のカードのみによる存在確認を自他にもとめる生き方だともいえるだろうし、またブランケンブルクのように「自明性の喪失」という存在論的現象学的解釈を否定妄想の背景によみとることもできるだろう。しかしわれわれが本例を通してここで強調したのは離人症と否定妄想のもつ心的防衛的側面である。

8 結語

否定妄想の一例報告をこころみた。発症年齢の若さ、うつ病圏に属さないことの二点において特異である。すなわち十七歳初発、分裂質の少女。神経性食思不振、離人症から否定妄想へといたる。若年例にもかかわらず、その症状は典型的で長期間つづいた。十五年の治療を経て、今日ようやく社会復帰へとむかう。診断的には分裂病と神経症との境界例といわざるをえない。その意味ではこの小論は境界例研究の一端に位置する。

否定妄想の簡単な文献的紹介、否定妄想における諸症状中、反対症、巨大観念、不死観念の重要性、さらには昏迷等の緊張病症状との近縁性、否定妄想の前駆というべき離人症との関係、離人症と否定妄想の双方における否定否認の、心的防衛としての意義等について短い考察を付した。

文献

（1）Cotard, J.: Du délire hypocondriaque dans une forme gravée de la mélancholie anxieuse. *Ann. médicopsych.* 38, 3-4, 168, 1880.

（2）Ey, H.: *Etudes psychiatriques.* T. II p. 427.

（3）Bourgeois, M.: Le Syndrome de Cotard aujourd'hui. *Ann. médico-psych.* 127, 2-4, 534, 1969.

（4）Leger, J-M. et al.: Peut-on parler de formes intermittentes du syndrome de Cotard? *Ann. médico-psych.* 127, 2-4, 545, 1969.

（5）Perris, C.: Das chronische Cotardsche Syndrom «Délire de négation»: Ein Syndrom, das verschwindet? Glatzel, J. (hrg.): *Gestaltwandel psychiatrischer Krankheitsbilder.* Schattauer, Stuttgart/N. Y., 1973.

（6）Weber, A.: *Über nihilistischen Wahn und Depersonalisation,* Karger, Leipzig, 1938.

（7）Dietrich, H.: Analyse eines Falles von "Delire de negation" (Cotard) bei einem Nervenarzt. *Nervenarzt* 42, 140, 1971.

（8）藤縄昭・藤田聞吉「進行麻痺にみられたコタール症状群」精神神経学雑誌、五九巻、八〇四頁、一九五七年（抄録）。

（9）Mignot et Lacassagne: Syndrome de Cotard chez une jeune fille de 20 ans. *Ann. médico-psych.* p. 246, 1937.

（10）Maurel: Délire de négation chez une jeune femme. *Ann. médico-psych.* p. 741, 1959.

（11）Kammerer, Th. et al.: Une délire de négation chez un sujet jeune. *Cahiers de psychiatrie,* 13, 14, 1960.

（12）Crémieux et Cain: Psychasthénie grave avec obsession de négation. *Ann. médico-psych.* t. 2, 76, 1948.

（13）Cotard, J.: Du délire des négations. *Archiv. de Neurol.* t-4, 152, 1882.

(14) Cotard, J.: Du délire d'énormité. *Ann. médico-psych.* 465, 1888.
(15) De Martis, D.: Reflexions sur le délire de négation et de fin du monde. *Evol. Psychiat.* 30, 111, 1965.
(16) 村上仁『精神病理学論集Ⅰ』みすず書房、一九七一年。
(17) 笠原嘉「分裂病の症状についての一考察」季刊精神療法、二巻、四五頁、一九七六年。
(18) 笠原嘉・加藤雄一「分裂病と神経症との境界例について」(宮本忠雄編)『分裂病の精神病理2』東京大学出版会、一九七四年。(本書四五―六八頁所収)
(19) 笠原嘉・村上靖彦「再び境界例について――強迫と妄想」(木村敏編)『分裂病の精神病理3』東京大学出版会、一九七四年。(本書六九―九〇頁所収)
(20) 笠原嘉・須藤敏浩「離人症と関係妄想の関連」精神神経学雑誌、六八巻、九二六頁、一九六六年(抄録)。

不安・ゆううつ・無気力（一九八三）

――正常と異常の境目に焦点をあてて――

1　はじめに

ここでとりあげるのは不安、ゆううつ、無気力の病理学であるが、この三つの体験（ないし感情状態）は正常と異常、健康と不健康の両サイドにまたがる、すこぶる人間的なことがらである。当然、正常とも病的ともいいがたい微妙さをもつ場合がまれならずありうるわけで、精神病理学や臨床心理学は、そのどこまでが正常範囲の動揺であり、どこからが病的かを判断するための診断学をつくり上げるのに、いささかの時間をついやさざるをえなかった。われわれは今日、その人間の成長につながる、耐えるに値する不安もあれば、薬物によって一刻も早くとりのぞいた方がよい、そういう種類のゆううつもあることを知っている。人生の次なる飛躍のための少時の小休止といった、いってみれば良質の無気力もあれば、無意味な、同心円的反覆のうずに入りこんだ、自力脱出の不能な無気力もある。それらについて今日われわれの知識はある程度のところまできている。

読者のなかには、あるいは、われわれが（とりわけ精神科医が）あまりにも異常の摘発に熱心すぎるという印象をもつ方もあるかもしれない。診断学などという用語のもつ非情さが不愉快だといわれるむきもあろうかと思う。病人であれ健常人であれ、しょせん根本的には人間なのであって、区別を要しないはずではないのか。たしかに精神病理学のなかにもかつてそのような傾向があったし、今後も絶対にないとはいえないが、しかし、大体において現代の精神病理学が診断というとき、診断のための診断、分類のための診断ではなく、治療のための診断であることを述べれば、少しは誤解をといていただけよう。

たとえば、後に「ゆううつ」の項でとりあげるはずの、今日数の多い軽症うつ病の人は、たいていの場合、第三者がみてうつ病と判断できるほどの外見的異常を呈していない。本人自身は平常の自分との落差の大きさを自覚し、それゆえに思いあまって、助けを求めたのに、助けを求められた側の人々が彼を病気とみとめない、ということが間々ありうる。うつ病とは外見的にも悲痛この上ない表情と活力のない身のこなしをもつはずだという先入見をもつかぎり、今日の軽症うつ病の診断はできない。その内面の主観的世界の特色を知ることなしに診断はできない。そして軽症うつ病と診断できれば、そのためのもっとも適切な治療法を選択できる。そうでなければ別の治療法を選択しなければならない。

以下、記述を主に理論を従に、成人を主に未成年を従にして、不安、ゆううつ、無気力の病理学を述べていく。間接的にだが、不安・ゆううつ・無気力についての正常心理学に寄与するところがあれば、幸いと思っている。

なお、不安とゆううつと無気力という三感情は互いに密接している。たとえば、上に述べた軽症うつ病者は同時に無気力にもなり将来への先案じ的不安にくるしめられる。逆に不安がつよいと、不安の処理に莫大なエネルギーをついやし、二次的に無気力になってしまう。なかには無気力で空虚であること

みすず 新刊案内

2012. 8

そこに僕らは居合わせた

グードルン・パウゼヴァング
高田ゆみ子訳

大戦下、ナチスの思想は都市・農村を問わず組織的に国中に浸透し、〈世界に冠たるドイツ〉の理想は少年少女をも熱狂させた。祖国の正義と勝利をうたがわず、加害者でも被害者でもなく……そして、敗戦後は価値の一八〇度の転換を迫られ、思い出したくない「あの時代」のことを言葉にしないまま、彼らは大人になった。やがて歳をとり、孫の世代の子どもたちが、ある日こんなふうに彼らに尋ねる。〈あの時なにをしていたの？　なぜなにもいわなかったの？　罪悪感はなかったの？〉

ドイツのどこにでもある町や村、そこに暮らす〈普通の〉人びとをのみこんでいった全体主義の狂気は、子どもたちの目にどのように映ったのか。戦後六〇年余という長い時間をへて、やっと重い口を開いて語られた二〇人の「あの日」。人間の強さと弱さをみつめ、未来へつなげるために、いま、語りつたえる二〇の物語＝文学的ドキュメンタリー。

四六判　二四〇頁　二六二五円（税込）

町づくろいの思想

森まゆみ

「海沿いの何もなくなった町にたたずみ、〈もういちど、ここで〉と海に向かってかぼそい声を出してみるが、風に吹き消され、誰も答えてくれない。人々はみな山陰（やまかげ）の仮設住宅にいるようである。どうしたらここで町を作り直し、人々をつなげて行けるか、希望をもって暮らせるか。そのためには私は何ができるのか」

都市型洪水をどう防ぐか、食の自衛策、八ッ場ダムについて、税金の使い方、自分自身で景観を守ること、派遣社員問題、メディアの功罪、普天間基地と宜野湾市長選、東京スカイツリーへの異議、「福島人」として生きられるか……

日経・朝日・読売三社のニュースサイト「あらたにす」の連載を軸に、二〇〇八年から現在まで、日本社会に具体的な提言と活動をつづける著者が問う硬質エッセイ。「自分たちのプライドを守るためには、この社会の仕組みそのものと闘うことあるのみだ」。

四六判　二五六頁　二五二〇円（税込）

長い道

宮崎かづゑ

著者は一九二八年生まれ。十歳で国立ハンセン病療養所長島愛生園に入園、以来七十年余をこの地で暮す。療友と結婚後は園内で働く夫を主婦として支え、後遺症を持ちながら、家事と読書を楽しみ慎ましく暮らしてきた。

「本は親友だったけれども、自分が書くなんて思ってもみなかった」が、八十歳を迎える頃から習いおぼえたワープロで少しずつ、瑞々しい文章を生みだしていく。

家族の愛に包まれて過ごした幼年期。発病によって故郷を離れ、孤児のような気持ちで読書を友とした少女時代。夫のために料理をし、ミシンをおぼえ裁縫に精出した日々。心の支えだった親友の最期。遠い道のりをいつまでも会いにきてくれた母への思い。

故郷の暮しを細やかに綴る「生まれた村で」、長島の日々を語る「島の七十年」他を収録。

著者の生き方と言葉に深くうたれ、交友が始まった料理研究家・辰巳芳子氏との対談「生きなければわからないこと」を巻末に付す。

四六判　二四八頁　二五二〇円（税込）

心理療法/カウンセリング 30の心得

岡野憲一郎

〈心理療法の心得、といっても私は心理療法の原理原則のようなものを考えているわけではない。あくまでもガイドライン、ある種の指針である。またこれらの心得は心理療法における「お作法」のようなものでもない。「お作法」は半ば形骸化した「慣例」ないしは「きまりごと」のようなものである。
それに比べて私が言う心得とは、まさに心理面接者がその治療を効果的なものとするために持つことが期待される、一種の思考回路のようなものである〉
自ら「気弱な精神科医」という著者が、長年、PTSDや解離性障害、人格障害、社交恐怖症などの患者さんの治療に取り組むなかで、繰り返し抱いてきた迷いや疑問。その豊富な経験知が導き出したユニークな心得の数々が一冊になった。「面接者は防衛的に成る分だけ力を奪われる」「面接者は常に直観とは反対を考えよ」他、心理面接者の〝心のストレッチ〟となること請け合いのハンドブック。

四六判並製　二三六頁　二三一〇円（税込）

最近の刊行書

——2012年8月——

エドワード・リア　新倉俊一編訳
リアさんて、どんなひと？——ノンセンスの贈物　3360円

S. ソンタグ　富山太佳夫訳
サラエボで、ゴドーを待ちながら——エッセイ集 2：写真・演劇・文学　3990円

坂上 香
ライファーズ 罪に向きあう　2730円

北山 修
幻滅論 増補版　2730円

笠原嘉臨床論集
境界例研究の 50 年　3780円

シルリ・ギルバート　二階宗人訳
ホロコーストの音楽——ゲットーと収容所の生　予 4725円

キャス・サンスティーン　田沢恭子訳　齋藤誠解説
最悪のシナリオ——巨大リスクにどこまで備えるのか　予 3990円

冨原眞弓訳
シモーヌ・ヴェイユ選集 II——中期論集：労働・革命　予 5040円

＊＊＊

ー書評掲載・好評書籍ー

チョコレートの帝国	ジョエル・G・ブレナー	3990円
時の余白に	芥川喜好	2625円
老化の進化論	マイケル・R・ローズ	3150円
プロメテウスの火〈始まりの本〉	朝永振一郎　江沢洋編	3150円
サスペンス映画史	三浦哲哉	3570円

＊＊＊

月刊みすず　2012年 8月号

ことばと解釈——ディトリヒ・フィッシャー・ディスカウのこと・三上かーりん／チューリヒのユング・磯前順一／バービイ・ヤールへの道・飯島みどり／新連載：図書館の可能性・辻由美／連載：保坂和志・高桑信一 他　315円(8月1日発行)

みすず書房
http://www.msz.co.jp
東京都文京区本郷 5-32-21　〒113-0033
TEL. 03-3814-0131（営業部）
FAX 03-3818-6435

表紙：ヨゼフ・チャペック　※表示価格はすべて税込価格（消費税5%）です。

を表現するのに、適当な言葉がみつからないので、「ゆううつ」という言葉をつかう人もいる。そういうふうに重なり合っているのだが、しかし、不安のみを、ゆううつのみを、無気力のみを訴える人も稀ならずあるので、一応別個に取上げていくのが筋であろう。

2　不安の臨床

われわれ臨床家が不安について語るとなると、深層心理の探究家である精神分析家たちの意見からはじめるのがふつうである。彼らほど度々かつ真剣に不安というテーマに挑戦した学派は他にない。

精神分析家が治療する対象は原則として軽度の障害者で、自分の苦悩を克明に訴えることのできる人たちであったから、いきおい不安が分析家の好個の研究対象になったのであろう。精神分析の創始者フロイトが不安についてことのほか関心を示し、未完とはいえ、重要な知見を提出したことはよく知られている。事実、今日の精神分析家たちも不安についての論文をかくとき、そのかなりの部分にこの始祖が半世紀前にものした不安論を引用するのをつねとしている。ここでもフロイトの不安論を精神分析説の代表としなければなるまい。

不安研究へのフロイトの貢献には二つの側面がある。一つは人間に生じうる各種の不安を記述し分類するという仕事、そしてもう一つはそれについての深層心理学的仮説である。よく引用され論議されるのはもちろんフロイトの場合後者なのだが、私は前者の純臨床的レベルの貢献も後者のそれにまさるとも劣らぬものと評価する。

彼のした不安についての臨床分類を個条書きにしてみると次のようになろう。

1 現実不安

2 神経症的不安

(イ) 自由に漂う不安（予期不安、あるいは不安神経症の不安）

(ロ) 特定の外的対象と結んだ不安（恐怖神経症的不安）

(ハ) ヒステリーや強迫神経症などの際に並行的あるいは背景的にあらわれる不安

現実不安とは平均的に誰もが日常もつ不安である。しかるべき理由があり、したがって怖れられる対象が明白であり、それに対して対決するにせよ逃避するにせよ、とにかくわれわれがしかるべき対処のできる不安である。その不安の淵源を決してわれわれは過去に溯って求めたりしない。「今」「ここ」の現実の不安である。

これに対し、神経症性不安はちがう。神経症性不安には右のごとく三種が区別されるが、その中心になるのは(イ)の「自由に漂う不安」なので、これに少し頁をさこう。

(イ)の不安が純粋に出現する場合は不安神経症とよばれる。「不安神経症という特定症状群を神経衰弱から分離する理由について」（一八九五）という論文でフロイトが述べたところによると、要するにこの不安には理由がない。対象がない。何がこわいというときの「何が」がない。不安そのものがいわば自由に浮動していて、適当な思考内容があるとそこへ結びつこうと待ちぶせている。慢性的に長くつづく。理由と対象がないだけに、対策のたてようがない。しかも、ときにこの慢性的不安は不安発作という形になって突出してくる。そうなるといかなる大の男も耐えがたい。なりふりかまわず、助けを求める。よくみられるのは、心臓神経症といわれる形の不安で、今にも心臓がとまりそうになり、息ができなくなったといい、夜間救急病院へとびこむ。不安は、つねに身体に動悸だとか頻脈だとか発汗、口渇、ふるえといった多様な現象を出現させる。自由に浮動する不安はもっともよく心臓への心配に結びつく。一旦結びつくと、多くの可能性の中からもっとも悪い可能性をえらび出し、しかもあらゆる努力でもって、そのもっとも悪い可能性こそ正当であると証明しようとする。偶然の出来事、すべての物事にある不確実な側面、これらはすべて悪い可能性を示唆するものとして取り入れられる。そして、生活圏をせばめ、自己実現の可能性を失っていく。

フロイトもいうように、右のように先まわりして不幸を予期する傾向は、健康範囲内の人々にも見られないわけではない。とくに思春期などには一過的になら多くの人が経験するものといえよう。ただそれが極端に長くつづく場合がここにいう不安神経症である。したがってこの程度の神経症性不安は平均人が日常経験する不安との間にただ段階的、量的差異しかない。事実、治療経験からしても、この不安神経症は神経症の中で経過のよいことがしられている。しかし、不安の質とか型とかいう点からいえば、現実不安と不安神経症の不安は明らかにことなる。「理由のある不安」に対して「理由のない不安」といえる。臨床的には区別が必要かつ有効である。この二つを比較するために便宜上私の作った表を掲げておく。

表1

神経症性不安	現実不安
△理由（対象）がない	△理由（対象）がある
△表現しにくい	△表現できる
△人にわかってもらえない	△わかってもらえる
△長くつづく	△長くつづかない
△また来ないかと不安がつづく	△一旦去れば気にならない

フロイトのかかげる第二の神経症性不安は恐怖症的不安である(ロ)。恐怖症の中には蛇がこわいとか飛行機にのるのがこわいといった、正常範囲内の、あるいは、少しくその強度がつよいと思われる程度の恐怖もあるが、精神病理学が関心をもつのは、「われわれの理解力ではもはや全くついていけない」ような

恐怖神経症である。たとえば、「屈強な成年男子が勝手のよくわかった故郷の町のとある街路や広場を、不安のために通りぬけることができない」（フロイト）といった恐怖である。広場恐怖とか臨場恐怖とよばれる。

ちなみに、どういうわけか広場恐怖は日本には少ない。欧米の文献には恐怖神経症というとこの広場恐怖が代表として出てくることは昔も今も変らないのに、日本では少ない。そのかわり日本では対人恐怖が多い。大勢の人の前というよりも、数人くらいの人の中へ入ると無用に緊張し、耐えられなくなる。こういう人たちは何ごとに対しても不安げで自信がないのかというと、決してそんなことはなく、特定の対人場面さえのぞけば、何ら不安げでなく、ときには平均以上に勇敢でさえありうる。つまり、特定の対象や状況《シチュエーション》に限局して、自分でも理解しにくい不安をもつのである。自分でもバカバカしい不安と思いながら、どうにもできない。対人恐怖の記述は、日本の神経症研究の祖というべき森田正馬（一八七四—一九三八）にはじまり、今も日本人の手になる研究が多い。

第三の(ハ)ヒステリーや強迫神経症の不安は(1)の現実不安から一番とおい。ヒステリーや強迫神経症の各種の症状に随伴して患者自身にも理解しがたい不安発作が自然発生的に生じる場合もあるが、それよりも注目に値するのは、強迫行為を第三者が無理矢理やめさせようとすると、おどろくほど強い不安が表出されることだろう。たとえば、頭にイヤな考えが浮ぶのを消去するために八回と回数をきめて手を洗浄するという強迫行為をもつ人に、この変な癖をあらためさせようと手洗いを無理矢理妨害すると、びっくりするほど強く不安がり、絶対に手洗い行為をつづけようと頑張る。このことから不安は強迫行為でおおわれており、強迫行為は耐えがたい不安から免れるための一法だったことがわかる。フロイトは「それゆえ一般に症状とは不可避な不安の発生を免れるために形成される」ものであり、したがってこの観点にたてば不安は、単に不安を主訴とする一、二の神経症類型（イとロ）のみの問題ではない。不安はいまや神経症全体に対するわれわれの関心の「いわば中心部に押し出されることにな」り、そのことが次項で述べる力動的な不安仮説の構築へとフロイトをかりたてることになったのである。

その力動的深層心理的不安仮説に移る前に、ここで病的不安の記述現象学を今少し完全なものにしておこう。

その第一は、不安があってしかるべきなのに「不安がない」という場合である。「負の不安」といってよい。たとえばヒステリー性の下肢の麻痺のある少女が、当然心配してよいはずの麻痺の原因や予後について全く無関心でいるという事実は、昔からよく知られている。また、後に述べるが、一連の異常行動（自殺未遂、盗癖、性的逸脱、薬物依存）や逃避行動（登校拒否、職場離脱）をくりかえしおこす人も、周囲からみると不思議にみえるが、不安がったり将来を真剣に心配したりしないことが多い。決して不真面目だったり、知的能力に欠けたりはしていない人なのに、ケロリとしている。しかし、彼らがその一見無関心な表皮の下に不安という名の病巣を埋めこんでいることは、現実に直面させようとすると不安が突出してくること、よくなるためには不安との直面という苦しい段階をとおりぬけねばならぬこと等から明らかである。

右のような事態を、先に述べた神経症性不安との関連でとらえるために、私は上のような図によって説明することにしている。

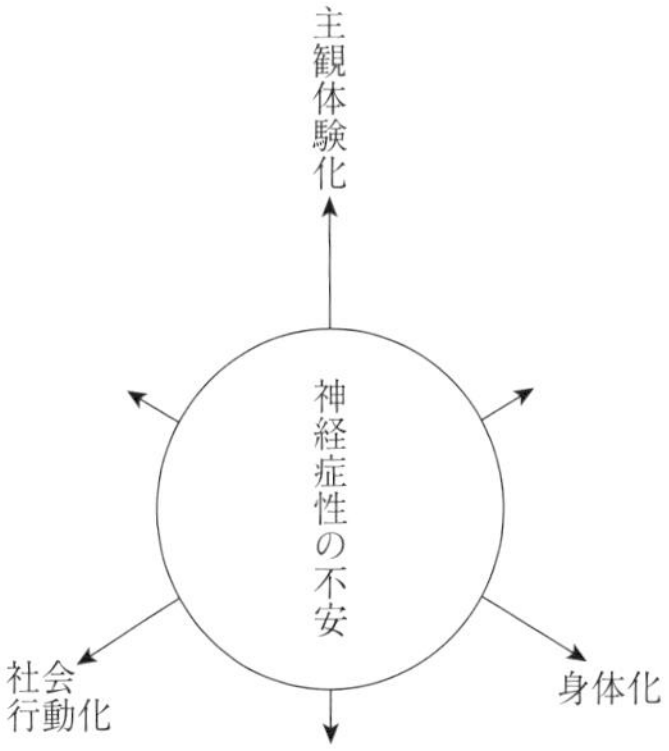

図1　神経症性不安の三つの解消方向

上方へと向かう「主観体験化」は神経症性不安のもっとも正当な解消方向であって、強迫神経症や離人神経症に代表されるように、ここでは不安はもっぱら心の中で「体験」として加工される。身体領域にはふつうほとんど障害が出ない。社会行動上もふつう整然としている。次に右下へと向かう「身体化」とは不安を身体領域へと解放し、そこで身体症状をつくる場合である。大きくわけて二つタイプがあって、一つは四肢麻痺のように身体の外面に出るヒステリー性転換症状、もう一つは十二指腸潰瘍とか高血圧のように身体の内側の臓器へと向かう、いわゆる心身症。一般的にいってこのように身体化の方向へ向かった場合は、全くといってよいほど不安は主観症状としては体験されない。したがって転換ヒステリーの人や心身症の人はなかなか精神科医や心理臨床家のもとをたずねてこないものである。最後に、左下へと向かう社会行動化とは、反覆的な自殺とか家出とか登校拒否の型で不安を発散する場合である。この場合も不安は主観体験となりにくい。

もっとも現実のケースでは、主観体験化と身体化との中間進路をとる場合（うつ状態に多い）、社会行動化と身体化の中間をとる場合（神経性食欲不振）、主観体験化と社会行動化の中間をとる場合（いわゆる境界例）などがありうるが、一応右に挙げた三点さえ決めれば、すべての病的不安の位置と行方は知ることができると思う。

なお、不安の処理については、その仕方の質の高低を問題にすることができる。たとえば、いわゆる自我とか自己の力が強ければ、より高度の処理が可能と考えることができる。この意味では原則的にいって「体験化」が他の二つより程度が高いと見てよいだろう。児童に成人型の不安が体験されるのは大体十歳に達してからであるという臨床事実もそのことを現している。

補足の第二は神経症レベルの不安よりもっと深い、精神病レベルの不安があるということ。これについては右の記述だけでは不十分で、おそらくサリヴァン（一八九二―一九四九）あたりの記述を追加しなければならないだろう。サリヴァンはアメリカ人で、精神分析家としては珍しく、精神病院で慢性分裂病を治療することから、その経歴をはじめた人である。それだけに急性分裂病にしてはじめて見られる強度の不安についての彼の記述と説明は誰よりも詳しい。

一番つよい不安はパニックとかテラーとよばれる。まとまった行動が一切できなくなる。思考がまったく麻痺する。自分が信じきっていた世界が不意に駄目だとわかる。これまで長い間自明のこととして認めてきた、宇宙の基本的な局面の突然の崩壊である。この崩壊につづく「パーソナリティの解体」こそ、およそ人間の経験しうる不安の中でもっともすさまじい状態である。ここになると不安は（神経症不安のときには必ずあった）防衛的で建設的な働きをしなくなるし、不安をやりすごすための一時しのぎもできない。できることといえば、到底かなわぬ危険からの逃げ路をさがすことにもっぱらの注意を集中し、全エネルギーを逃走にあてることでしかない。そうすることによって、かろうじてパーソナリティの再統合をはかる。恐怖に打ちのめされた人間は孤独の中で耐えがたい脅威にさらされながら、おそるべき相手に対する生死をかけた盲目の闘争を行なう。神経症性の自由に漂う不安も耐えがたいものだが、しかし、このパニックにくらべれば、まだ言葉で人に伝達できる段階にあるだけよい。パニック状態では、せいぜい言葉の断片でもって人に暗示するのがせきの山である。

このパニックに続いておこる現象が臨床家が分裂病とよびならわしている状態に外ならないと、サリヴァンはいう。これ以上は長くなるから割愛するが、ただ神経症性不安への防衛として神経症症状が生れるとするフロイトの考え方と、パニックへの防衛として分裂病が生じるというサリヴァンの考え方は同じであり、精神分析派の人たちの考え方の基本の一つである。

補足の第三は脳に障害のある人におこる独特の不安である。まず意識が混濁した時におこる不安状態。上に述べた神経症的不安の際にも精神病性のパニックにしても、そこには意識のくもりは全くなかった。意識は清明であった。ところが、何らかの脳の障害をもとにして意識がくもると、著しい不安が出現することが、まれにだが、ある。たとえば、睡眠薬やアルコール等を大量かつ長期につかっていた人が何らかの理由でそれを中断したとき、軽重はあれ、禁断現象がおこるのだが、その一つに、「せん妄」というむつかしい名で専門家のよぶ状態がある。軽く意識がくもり、そのくもった意識を背景に、こわい幻がみえて、おびえる。そういう状態である。

子供が高熱のときにおこす熱せん妄でも同様に、こわい幻がみえることがある。老人も夜間稀ならずせん妄をおこし、徘徊し、不安な幻をみる。意識がもとにもどった時には不安は全くなく、なぜそのように不安がったか、われながら不思議であったり、ときにはそのときのことを全く憶い出せない。

それからもう一つ、同じく脳に器質的病変をもつ病人がときとしてみせる不相応にはげしい不安の状態で、ゴールドシュタイン（一八七八—一九六五）によって「破局反応」と命名されたものがある。客観的には比較的簡単と思えるのに、本人にとっては困難な課題が与えられたとき、ほとんど努力らしい努力も行なわないうちから、顔色がかわり、不安がり、落着きを失い、あるいは怒りっぽくなり、行動のすべての面にわたって混乱してしまう。ゴールドシュタインによれば、ある行為を遂行する脳の部分が駄目になったからなのではなく、生体（オーガニズム）がもつ、全体としての心理的秩序が脳に器質的病変をもつ人の場合崩壊していることによるという。この場合は課題への直面からさえ逃れさせてやれば、当人の混乱はすぐおさまり、平静にもどる点で、上述のフロイトらのいう一次的に心理学的な事態としての病的不安と性質をことにする。

3　不安の淵源

では病的不安は何に由来するのか、どういう構造をもつのか。フロイトをはじめ多くの研究者の腐心したところはこれである。結論を先取していえば、不安は今日なおいま一つ明らかにされていない。なかなか一筋なわでいかないというのが、われわれ臨床家のいつわらざる感懐である。すぐ述べるように、不安理論のうちもっともソフィスティケートされているのはフロイト一派のそれであるが、実地のケースに対して必ずしも精神分析療法が病的不安に有効とはいえない。むしろ抗不安薬と簡単な支持療法だけでよくなる場合も少なくない。だから、不安への対応にわれわれはふつう二重三重の攻撃ラインを用意することにしている。

不安についての「精神の科学」者たちの古今の説は、さすがに不安という怪物のとらえがたさに応じて多様多彩であるが、それらを通覧し整理すると、大体次の三つくらいにできるのではないかと筆者は思う。以下左の順序で述べたい。

1　深層心理学説（フロイトとユング一派）
2　人格統合度の低下説（ジャネ、エイ、サリヴァン、ゴールドシュタインら）ならびに生物心理学的仮説
3　存在不安（原不安）説（シュナイダー、森田、人間学派）

1　精神分析家の不安理論

フロイトは、すでに別の個所でも述べられたと思うが、自分の治療経験を参照しながら一生のうちに学説をゆっくりと慎重に、しかし大胆に変えていった人だが、不安理論についても例外ではなかった。そのかわり具合は一九一七年にかかれた『精神分析入門』の中の第二五講「不安」と、一九三三年の『精神分析入門（続）』の中の第三二講「不安と欲動の動き」を比較するだけでもわかる。この二つの年号の間に有名な「抑止、症状、そして不安」（一九二六）という転回的な論文がはさまる。ここからフロイトの不安説の後期理論がはじまるとされる。ちなみに一九二六年にはフロイトはすでに七十歳である。「精神の科学」は一般的にいって晩学の可能な学問なのであろうか。それともフロイトだけのことなのか。ともあれ、ここでは不安理論の前期後期を区別せず、両方をひっくるめて、フロイト論を私なりに要約してみたい。

(1)　神経症性不安は心の内からの脅かしである。現実不安が外からの脅かしであるのと対立する。内から脅かすものは何かというと、いかなる理由によるにせよ、ある量のエネルギーが未使用のままにとどまり、自我の制御にしたがわないという事態である。いわばその未利用エネルギーのつき上げが不安である（性的な欲求がみたされないというような場合もあろうし、乳幼児があらわれるべきはずの母を見出せずに失望するという場合もあろうし、攻撃とか愛とかに関する観念が抑圧される際、そこに附着する情動量が不安に変わるということも、ここに入れてよかろう）。

(2)　人間は不安の原型として、母体から生れ出づるときの心的外傷状況をもつ。心的外傷とは人間が外からであれ内からであれ、制御不能の大量の興奮にさらされることをいう。人間の不安には発達期に応じていろいろのスタイル（乳児のよるべなさ、幼児の見捨てられ不安、男根期の去勢不安、潜伏期の超自我不安等）があるが根本的な型としては出産不安を考える。
(3)　不安には「自生的不安」と「信号不安」の二種がある。前者は、人間が大量の制御不能のリビドー量にさらされるとき、出産時外傷という古傷ないしは範例にのっとって自生的に生じてくる不安であって、先に述べた不安神経症の不安がその代表である。後者は、そういう外傷的瞬間が今にもくりかえされそうだということを自我が予知し、おそれられている危険の際の不快感を再生させ、この不安によってはじめて自我は抑圧をはじめとする防衛戦略を駆動する。ヒステリーや強迫神経症の基盤をなす不安は、この信号不安である。不安がはじめにあって、それによって抑圧がおこり、症状が形成される。

フロイトの右の説は以後精神分析家たちによって小修正を受ける。フロイトの不安仮説は最初どちらかというと生理学的身体医学的説明だったのが（たとえば性的な欲求不満でうっ積したリビドーがある種の身体過程によって無媒介に不安にかわる）、後期にはより多く心理学的説明にかわったわけだが、ポスト・フロイディアンは大体この変貌の線上を歩んだとみてよいだろう。彼ら精神分析家のなかでももっとも徹底した心理学的説明を提出したのはフロイト左派とか文化学派といわれる人々であった。なかでもフロム－ライヒマン（一八九〇―一九五七）やホーナイ（一八八五―一九五二）といった女流の人たちの不安説は常識的で、誰にも受け入れやすい。少しここでも触れておこう。

文化学派とよばれる人々にとって重要なのは対人関係論的枠組である。不安もまたその枠組の中で論じられる。つまり内からつき上げてくる不安の淵源は、フロイトのいうように、去勢不安にあるのでも出産不安にあるのでもなく、人生初期に出会った重要人物（大ていは母ないしその代理者）による拒絶や処罰と関係がある。この重要人物こそ承認と不承認、賞と罰によって、「自己」の中にとり入れてよい衝動、態度、行為と、しからざるそれらを区別することを、人生初期のしかるべきときに、われわれにいわば叩きこんだ人である。しかし、はっきりした不安の出現は、子供がある程度の年齢に達してのちでしかない。サリヴァンは幼児期には痛みと怖れしかなかったのが、小児期になってはじめて第三の型の不快体験として不安という心理が登場するという。しかも、これは（彼のいう）「自己《セルフ》」が出来上る時期に正確に一致しており、この自己はその独立を維持するために不安を新しく自分の装備に加えるのだと考える。もちろん成人期ともなればその不承認のおそれの対象は、もはや小児期の重要人物その人ではなく、重要人物の後継人物とか非人称化された社会規範などへと移動していく。しかし、とにかく不安は終始対人関係の中から生じ、その次元内で拡大されたり解消されたりするとした。後期のフロイト説にもなお残っていた生理学臭がここでは完全に払拭されているのが特徴である。

文化学派のもう一つの特徴は不安の底に「自己実現」の障害をみる見方だろう。人間の内側にはつねに成長への動きがある。変化を求めるものがある。精神病の人の中にすら健康への志向がある。ところが上述した自己システムは元来変化をこのまぬところがある。現状維持を求めるところがある。なぜなら自己システムは外はもちろん内に向かっても不断に警戒の目をひからせ、少しでもその安寧をおびやかすような衝動や思考がみつかると、あたかも浸入した水をボートからかいだすように、すぐさま排除することによってようやく安定をたもつのだから。したがって不幸な場合、人間は自己システムの現状維持に汲々とし、過去のパターンに呪縛され、成長と変化への契機を自らつぶし、フロイトのいう「反復強迫」におちいり、その結果「うつ滞と不毛」におちいっている。この自己実現の障害をフロム－ライヒマンは「心理学的死」といい、それが第二、第三の不安のもとになると主張する。

しかし、彼女は精神療法家らしく不安がもつ精神的意義について言及することも忘れていない。とくに軽度の不安の場合がそうであって、不安とともに生き、不安を利用する方法を学ぶことが不安の根本にある葛藤を明るみに出してくるのに最も役立つとする。

2　人格統合度の低下説

不安の精神病理学説の第二は、一言でいえば、パーソナリティがその統合度を失い解体に向かうときにおこる現象として不安をみる見方である。パーソナリティとは必要にして十分な統合度をもつことにおいてはじめてパーソナリティとしての全体的機能をいとなむ。その統合度が何らかの理由で低下したとき、種々の精神病理現象が生れるが、不安もまたその一つである。この見方はもっとも本格的にはジャネ、エイらフランスの精神病理学者によって論じられた。ジャネやエイ以外にも人格解体と不安を結びつけて考える人は意外に多い。一、二の例をあげると、上に述べたサリヴァンが不安を論じるときにいう自己《セルフ》システムの危機という考え方は、人格解体という考え方と同巧異曲だろう。さらに、破局反応のところであげた神経心理学者ゴールドシュタインも、破局反応を生体のもつ全体としての心理的秩序の崩壊として説明している。

なお、ジャネやエイは、精神分析家たちとはちがって、神経症という軽度の精神障害においても精神的エネルギー水準の低下、パーソナリティの統合度の（極少ながら）低下があるという見方に立つ。この見方に立てば、その治療の一環には当然、心的エネルギー水準の向上をはかる配慮が必要になる。不安神経症にかぎらず神経症、精神病の治療の一般原則として「休息療法」が想像以上に役割を演じるのは、そのことと関係があると思う。とりわけ不安神経症は、半年とか一年とか、長いときは五年という月日を経てではあるが、深層心理療法等によらずとも、すっかり回復しているケースに稀ならず出会う。

しかし、また逆に何らかの要因によって人格水準の低下が一層すすむと、不安神経症からたとえば非

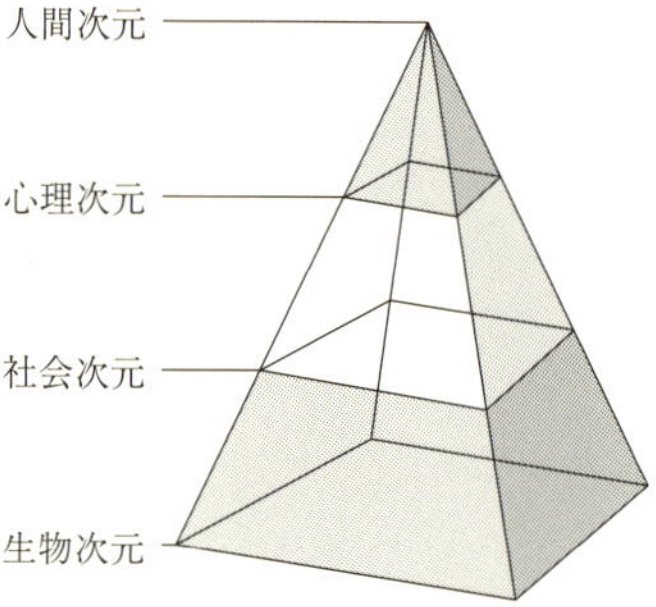

図2　全人的治療の次元

定型精神病への一時的転落という危険性もなくはない。そのような場合、往々、間脳－下垂体系、自律神経系のもろさ、敏感さという生物的特徴が一役を演じることがある。図2のピラミッドの底には分厚い生物学的層があって全体を支えている。人格水準を一定に支えるのに果すこの層の役割を過少には評価できない。

というように、人格統合度の低下から不安を考える立場は、多少とも生物心理学的な仮説と結びつく傾向をもつ。生物学的な次元をも視野の中に入れないと、人格解体時の諸事実を説明しにくい。

このくだりで、不安の淵源をはっきりと身体層にもとめる考え方も、一考に値する臨床知見にもとづいていることを一言しておかねばならない。事実、不安神経症のなかには（すべてではないが）意外に抗不安薬その他の薬物がよく効く例がある。そういう場合、われわれ医師は最近の抗不安薬の研究が示唆している、脳の精神薬理学的知見にどうしても心ひかれるのである。

また、薬はそれほど効かないにしても、さりとてどうみても対人関係論的葛藤が底に控えているようにもみえない、そういう不安患者も決して少なくない。こういうケースについてはフロイトの（後に半分捨てたように見える）前期の説のほうが妥当するのではないかと考えたくなる。つまり何らかの理由でうっ積したリビドーが、心理過程を経ずに、身体過程からいきなり不安にかわるという考え方にも、まだ再考の余地があるかもしれないと思ったりするのである。脳以外の身体部分にも不安の淵源なしとしない。漢方医学の考え方なども一考に値するかもしれない。

3　原不安説

原不安説とここでいうのは、神経症的不安とはひっきょう人間存在の根本に控える不安の現れ方の一つだとするもので、次のクルト・シュナイダー（一八八七―一九六七）の言葉によくあらわされている。「（理由のない不安は）人間存在に与えられている根源感情と解すべきであろう。人間について深く考えるなら、人間がしばしば不安をもつということより、むしろ人間が大部分不安をもたずにすごすことの方が説明を要することである」（『臨床精神病理学』平井ら訳、六七頁）。神経症の不安を人間の原不安《ウア・アングスト》と結びつけて考える仕方は昔からあり、とくに珍しいものではない。むしろしごく常識心理学的といえなくもない。シュナイダー等ドイツの記述現象学派はフロイトらの深層心理学的な解釈をつよく警戒するが、同じように精神分析をきらう学派は他にもいくつかあって（たとえば日本の森田学派、米国出身の行動療法派とか学習理論派など）、いずれも同じように常識心理学的である。

たとえば森田の高弟高良武久ははっきりこういっている。「森田は神経症症状発生の機転が正常心理学的にも理解しうるとして、なんら超経験的仮説をおかない。……普通人の精神生活において確実に捕足しえない、未知の過程が先行するというがごとき見解は、神経質症状に関しては必ずしも採用する必要をみとめない。何となれば、神経質においては、原因的体験と症状との間に不可欠な心理的飛躍はないのであり、その心的過程は十分われわれの共感しうる範囲にあるものであるから、これを出来るかぎり普通心理学的に解説することが科学的態度であると思うからである」（「精神神経誌」第四二巻）。そして事実、ヒステリー以外の神経症について森田療法が立派な治療成績をあげるのは事実である。もちろんそのためには治療者との間におそらく師弟関係といってもよいような人間関係が成立することをはじめとして、いくつかの条件が必要である。もちろんこの集団的合宿的治療法にどうしてもなじめない病人もいる。しかし条件さえそろえば、不安神経症はもとより、フロイトが転移神経症の一つとした強迫神経症さえ常識心理学に拠る森田療法によく反応するケースがあるという事実は、少なくとも不安が神経症性不安にとどまるかぎり、そこにはむしろ単純に正常心理の量的拡大あるいは延長とみなしてよい面が意外に大きいことを証明することになろう。森田学派はフロイト学派とちがって不安を正面からとりあげたことは、私のしるかぎり、ない。しかし見方をかえればその仮説の全体が一つの不安論といえないこともないから、ここでは森田理論の要点を述べ、精神分析理論との対極性を明らかにしてみよう。

森田はヒステリーを除くほとんどすべての神経症状態に「神経質」あるいは「神経質症」という名を冠してこれを一括した。神経質という用語は曖昧だから、われわれは森田のそれを「森田神経質」とよぶことが多い。森田がこの神経質に強迫神経症を入れ、ヒステリーを排したところは面白い。フロイトにあってはこの二つの神経症は「転移神経症」として一括されたのだから。またフロイトによって「現実神経症」とされ、ヒステリーや強迫神経症と別枠立てにされた不安神経症は、森田にあっては強迫神経症と同列であって、森田神経質の仲間となる。先に恐怖神経症の一つとして（フロイトの記述を追加して）述べた対人恐怖は森田のオリジナルである。

森田の説の要点は次のごとくである。まず第一に症状発生の準備状態として「ヒポコンドリィ基調」という素質がおかれる。身体面や精神面に不調をきたしやすい素質といったほどの意味である。これは遺伝性も高いが、環境によって変化する可能性も大きい基本的状態像である。第二はこの素質の上に「精神交互作用」が加わる。これは心身の異常現象に注意を向けると、それがますます鋭く感受され、そうなるといよいよそこに注意が払われるという悪循環をさす。その結果第三に次のような各種の病理が生れる。「症状にとらわれる」「症状を意識すまいとする」「かくあるべしという思想と、かくあるという事実の間の矛盾」（思想の矛盾）「不断の自己暗示」など。したがって第四にその治療法は症状を除去しようとして症状と断じて闘うことでもなければ、症状の原因をさぐることでもなく、「そのまま」に徹し、あたかもハンドバッグをたずさえて歩くかのごとくに、症状とともに歩むことである。実際の森田療法は数カ月にわたる入院生活によってはじめて可能である。絶対臥褥といって最初の何日かは用便以外終日臥床することを求められ、やがてごくわずかずつの作業をはじめるという独特のプログラムにしたがって治療が進むのだが、その基本にあるのは「そのまま」である。面白いことに、森田療法の専門家ではない私どもでも、ときどきいかにも森田療法的な「そのまま」を病人に説いている自分を見出しておどろくことがある。また病人の方もこの暗号的な「そのまま」をよく理解し、事実、そうした片言隻句によく反応することがある。

右の森田理論を精神分析にくらべると、第一に、原因を究め原因をとりのぞくことが治療だという見方がここにはない。むしろそうすることは症状を悪化させること、精神交互作用を促進させることになるという。第二は過去の出来事へと遡る必要をみとめない。「現在」が問題である。内的葛藤の解消より外的行動のコントロールを重視し、くりかえしての訓練を主とする。これらの点はすぐ後に述べる行動療法と同じである。いや時代的にいって、今日の行動療法の先駆といった面をもつ。第三には、すでに述べたが、徹底的に常識心理学的である。

米国出身の行動療法、学習理論学派の考え方も右の森田療法と同様に、神経症の不安を人間の原不安の出現とする点で同じだろう。大まかにいって二つの特色がある。一つは、ノイローゼの症状とは不適切な習慣が持続的に学習された結果、固定してしまったものであって、無意識や生活史は問題でなく、治療は現時点に存在する悪い習慣を改変することだけで十分だとする点、二つはそのために、実験的に確認された学習原理をもとに検証可能な実験計画をたてて治療するという点である。第二の点をもう少し詳しくいうと、一方で不安に抵抗できるようにリラクセーション（弛緩）反応の練習をし、他方で不安をひきおこしやすい刺激のうち、もっとも弱いものから順次慣れていくようにさせる。今日この療法の主な対象となっているのは児童の行動障害、性倒錯、アルコール中毒や喫煙であって、本来の神経症は、少なくとも今日の段階では、対象でない。しかし、上述の不安神経症や単純な恐怖神経症のなかにはこの治療によく反応する人がある。そういう治療経験をもつ行動療法家のなかには、精神分析家に対し次のような毒舌をあびせる人もある。元来神経症とは自然治癒の多いものである。にもかかわらず深層治療をすることによって分析家たちは神経症の治癒をおそくしているのだ、と。先にも述べたが、不安神経症という比較的単純な神経症類型一つとっても、そこにはいくつかの亜群があるのだから、右の批判も半分の正しさしかないのではなかろうか。

ところで、シュナイダーらのいう原不安説はどうも常識的で、もう少し深みがあってもよいとお思いの方も少なくなかろう。二十世紀はハイデガーやサルトルをもった時代である。人間の原不安をいう以上、彼らの考えを参照したくなるのは、むしろ当然というべきだろう。興味ぶかいことにハイデガーやサルトルに間髪を入れず呼応したのは、神経症ではなく精神病の治療家研究家で、現象学的精神療法学者たちである。彼らは心理学的常識的了解のリーチのとどきにくい「精神病」的世界現象をまのあたりにすることが多かったからなのであろう。いや、こうもいえるかもしれない。ハイデガーやサルトルに無縁の精神分析家の説にしても、サリヴァンやユングの説はもとより、フロイトの説にしても、精神病にかかわる部分で述べられている不安論議は、心理的不安のことをいっているようで実は存在不安のことをいっている、と。たとえば、シュレーバー症例など。最近の精神分析学者ラカンあたりになると、いよいよそのニュアンスは強い。

これに対し、森田理論の弱点は神経症のレベルをこえて精神病にまで了解の輪をひろげるためのコンセプトをつくれなかったことだろう。この点フロイトやユングと決定的にことなる。もちろんそのことは神経症に対する森田療法の価値をいささかも減じることではないけれども、一抹のさびしさを感じるのは私だけではなかろう。ハイデガーやフッサールやサルトルといった二十世紀の現象学をとりいれた人間学的精神病理学の紹介は次項の「ゆううつ」にゆずりたいので、ここではこの程度にしておこう。

以上、要するにどの仮説がより正しいというのではない。ある不安ケースには精神分析的解釈が、また別のケースには森田療法が、また第三のケースには人間学的了解がそれぞれ治療の道を開くという意味で適している。病的不安という比較的限局的なテーマを扱う場合でも、一律にはいかないことをわれわれ臨床家は痛感させられる。その幾分かは「精神の科学」の未熟のせいなのだろうが、またその幾分かは人間の精神現象のもつ二重性、三重性のせいであろう。正常者の不安を論じるとなると、きっともっと複雑に相違ない。

4　ゆううつの種々相

不安と同様、ゆううつもまたごく日常的で身近な体験の領分に属している。ひとが「このごろゆううつだ」と嘆息するのを聞いても、よほどの場合でない限り、われわれはその言葉に重きをおかないのではないか。しかし、そのなかに病的なゆううつがある。精神医学はこの正常範囲を逸脱したゆううつについて、相当の年月をかけて検討してきたわけだが、それが教えるところによると二つの差違は単に程度の差だけではない。正常範囲を逸脱したゆううつが、必ずしも重いとはかぎらない。むしろ愛する者を喪った人のおちいる一時のゆううつの方が、つまり誰にでも当然おこりうる正常なゆううつの方が、病的ゆううつより、ずっと重いことがいくらもある。後に述べるが、どうしたわけか、病的なゆううつの代表というべき内因性うつ病の病像は昨今一時代前より軽度になっている。専門家はわざわざ軽症うつ病とよぶほどである。軽いが故に、その人が病的ゆううつの中にいるとはなかなか第三者にわからない。第三者どころか、毎日一緒にくらしている配偶者にすら、そうと認識できないことだってある。しかし、軽くとも正常範囲を逸脱しているゆううつは正常範囲内のゆううつと、質的にちがう。少なくとも質的にちがう一面をもつ。

病的なゆううつについての精神病理学の探索は、ひるがえって正常範囲内のゆううつについても多少きめのこまかい知識を提供できる可能性があるように思う。精神病理学の作法にしたがえば病的なゆううつから書きはじめるのが順序なのだが、ここでは逆に正常範囲内のゆううつについての既知の知見を先に述べ、それにくらべて病的ゆううつはどう違うかをしるすことにしたい。その方が両者の間の微妙だが決定的な差を理解ねがうのに、便だと思うからである。

1　シュナイダーの基底的ゆううつ

正常範囲内のゆううつについてこれまで精神病理学が行なった貢献を述べるとなると、私はその冒頭にはシュナイダーの記述をおくのがよいと思う。ドイツの記述現象学派の旗頭であった人だけにそのひたすら記述に徹し仮説を排する仕方は堂に入っている。彼は正常範囲内のゆううつに関して、(1)「背景もちろん当初の診察時から、筋萎縮を伴うとはいえ神経学的にこれが非器質性麻痺であることはわかっていた。ただ離人症という神経症形態と転換ヒステリーという神経症形態の組合せにわれわれとしては何となくそぐわない感を抱いた。事実これまでの神経症についてのわれわれの臨床経験にこの組合せはなかったからである。案外これは単純なヒステリーでないかもしれないというわれわれの暗黙の予想を、上述の彼女の陳述ははからずも裏書きしたことになった。つまり、この婦人の左上肢麻痺の意図的動機は終始抑圧されることなく彼女にはっきり意識されていた。この麻痺の動機について、というよりわれわれの印象としては、その象徴的意味について彼女が語ることができたとき、ほとんどただちに手は動かせるものになった。無意識への抑圧、象徴化というダイナミズムを仮定することはここではあまり必要なさそうであった。もっとも他面において麻痺への無関心無関知、疾病利得などにおいて転換ヒステリー性麻痺と一脈通じるところがあったことは確かであるが。

さて、われわれがこの婦人の左上肢麻痺についての奇妙な陳述とその麻痺の経過の在り方の中にみたのは、むしろヒステリーより分裂病性昏迷の心理であった。言うまでもなく分裂病者が昏迷状態に際してもつ心理にはいろいろの場合がある。あるところに一度書いたところ[17]をここに再録してみると、(1)純粋な精神運動性の途絶《シュペルング》、アンヴィテンデンツがあって身動きならぬ場合、(2)外来性の、たとえば動くなという幻聴性命令、(3)自己を不動に持することによって自己の同一性ならびに世界の安定性をようやくに維持するという宇宙的体験、(4)何月何日まで動いてはならぬという呪縛的強迫的規制、(5)じっとしていることによっての世界との合一体験等々。

左手麻痺についての彼女の陳述は、つまりそれが自他流通のカオスの中にあってかろうじて自己をあらしめる唯一の姿勢であり、在り方であったという陳述は、右に照らしてみれば明らかに昏迷者の心理ことのない自分になったんです。こうしておけば、自分が自分の身体を超え出て大きくなって万物の中へ入りこみ、自分と万物との区別がつかなくなり、自分の苦しみがすなわち万物の苦しみになったり、自分が動いているのか、まわりが動いているのか、動かしているのか、動かされているのかわからないあの状態から自由でおれます」

「左手の抑制をゆるめると、万物に動かされる自分が出てきます。と同時に〝何ごとでも可ならざるはない万能の〟自分も出てきて、コンクリートの壁でもガラスの壁でも通りぬけられるようになります。そのことはどんなにつらいことか」

「人に動け動けと言われるほどつらいことはありません。なぜならそうすると、自分の世界からだんだん遠ざかっていくからです。他の人たちと同じ振舞いをしたあとはなぜか悔恨が残ります。そもそも私には動くということが、精神的苦痛なんです。人間というものは、つまり動きまわることのできる人間というものは、余計者みたいに思えてなりません。たとえそれが自分であっても、人であっても、物であっても」

「本当を言うと、一番はじめは左手こそ自分だったんです。だから左手を動かさないことで自分が万物に動かされてしまいたくない気持ちを、つまり、言いかえれば自分が多少とも自分でありたい気持ちを代表させていたわけです。ところが時間がたつにつれて左手が自分にとって一番遠い存在になってしまいました。今ではどっちが自分か、よくわからないんです」

以上は彼女が何カ月かの間に折りにふれてした陳述の羅列である。ところで、先にのべた自他流通体験についてわれわれが全面的な理解を示したとき、せきをきったように左手麻痺の「心因」性が積極的に語りだされ、ついで、外見上かなり高度であった非動性筋萎縮も旬日のうちに消失してしまった。

的ゆううつ」、(2)「基底的ゆううつ」、(3)「ゆううつ型精神病質」の三つをいう。

第一の背景的ゆううつとは、たとえば今朝受けとった、いささか不愉快な手紙が原因で、一日中鈍く重い緊張がつづいていたところへ、たまたま（他の日だったら取り立てるほどでない）些細な出来事があって、激しく反応してしまう。その反応は悲哀よりはむしろ焦燥（いらだち）である。この背景反応は一過的で長つづきしない。背景となる体験は時間的にもっと以前のこともあるし、また頭痛だとか生理痛というような身体的原因のこともある。これは日常われわれのよく経験する、持続の短いゆううつの一つのタイプである。

第二の基底的ゆううつは少しわかりにくい。背景的ゆううつの場合のように、自分でその鈍いゆううつの原因をわれわれはいつも把握できているとは限らない。むしろ、理由なしに（正確にいえば了解可能な法則と全く無関係に）何となくゆううつだということの方が多い。そういうゆううつの出所として、シュナイダーは人間の意識にのぼらない「基底」（ウンターグルント）というものを仮定し、そこに由来する（正常範囲内の）ゆううつを基底的ゆううつとよぶ。


「基底とは経験を超えた、純然たる哲学の問題に属する。それはわれわれにとっては単なる限界概念である。我々がそれによって把握するものは、どんな経験もその背後に到達できない限界、何とも表明しようのない、したがって単純に身体的と考えることも、心理学的に探求することもできない何かである。したがってここで問題になるのは精神分析のいう無意識とは全く異る。

……基底自身は限界概念であり、研究の対象になりえないから、そこでどんな細かいことが起っているのか、それにはどんな区別が考えられるかなどを空想するのは無益である。したがって、そのような研究に際しては、全く気分変調の体験様式だけが手がかりであって、わずかにそれらについて区別を見いだしたり、あるいは見いだそうとこころみたりするほかない」(前掲『臨床精神病理学』四九頁)

基底的ゆううつは次のような目印をもつ。理由なくゆううつな気分、悲観的な思考、不安、強迫、離人感などがひとりでにうかぶ。その出現には天候とか健康状態も影響する。また思春期といった発達年代も関係があろう。第一の背景的ゆううつにくらべれば、その持続は長い。しかし気のはれる音楽をきいたり、気の合う友人のはげましをえたりすることで、比較的容易にゆううつから脱する。後に述べるが、本当の病的ゆううつの場合には、友人が気晴らしをさせてやろうと物見遊山につれていってくれようと、それによって気分が晴れるということがない。もちろんこの基底的ゆううつの上に、先に述べた背景的ゆううつが重なるということもありうる。

右のようなゆううつもわれわれの生活になじみの体験である。「虫の居どころのわるい日」などというのも、その一つであろうか。

第三のゆううつ型精神病質は、また、抑うつ人とも自信欠乏人とも呼ばれる。ともすればゆううつに傾く性格傾向を相当につよく、かつ持続してもつ人である。精神病質とシュナイダーはよぶが、パーソナリティ障害といってもよい。厭世感、自信のなさ、先案じ、自己非難、喜びの欠如、消極的な対応等々を彼らは、一時的にでなく持続的にもつ。ちなみにシュナイダーは「精神病質性人格」について詳しい記述をこころみた一人として知られる。

2　フロイトの「悲哀とメランコリー」

正常範囲内のゆううつの記述の第二に位置させるべきは、フロイトだと思う。「悲哀とメランコリー」(一九一七)の中で彼は愛する者を失った人間なら誰しもがおちいるあの悲哀の反応もしくは喪の状態と、病的ゆううつ(メランコリー)とを比較するという卓抜した手法をえらんだ。理論構築に対してすこぶる自己抑制的なシュナイダーとは逆に、フロイトはここでも壮大な理論体系をめざすのであるが、精神分析理論は後まわしにし、ここではフロイトの「記述」部分のみ、とりだしてみよう。

(1)　まず愛する者を喪った際の正常な悲哀反応では、当然のことながら、対象は現実に死んだのであり、かつそのことがよく意識されている。これに対し、メランコリーにおいて失われるのは、対象全体ではなくその一側面にすぎないか(たとえば夫を喪ったのでなく夫に見捨てられた妻の場合のように)、あるいは全く「誰」を失ったかについても「何」を失ったかについても、当人に意識されていないか、である。

(2)　悲哀反応では外界が意味を失い、興味の対象でなくなるのだが、メランコリーでは貧困になるのは自我であり、自我感情の著しい低下がおこるところがちがう。(なぜ自我が貧困になるかについては、必ずしも説得的といえないように私には思えるが、有名な次のような仮説がある。対象に向けられていたリビドーが対象をはなれ(他の外的対象に向かわずに)自我へ退却する。それも自我の「一部」にもどる。愛する対象の亡霊が自我の一部にうつる。そしてこの一部が(後に超自我とよばれるようになる)批判的機能部分として独立し、これによって自我は捨てられた対象として非難される。これが有名なフロイトのリビドーの自我への退行、すなわち一体化の機制である。詳しくは精神分析書をみられよ。)

(3)　悲哀反応の際にももちろんそこに後悔や自責はありうるが、その際必ずそこにそういう状態の自分を他人に恥じるという感情がみられる。しかしメランコリーの自責の表明の場合にはそれが欠けている。これはメランコリーの人の自責は本来自分へのものでなく「彼が愛しているか、かつて愛していたか、あるいは愛さねばならぬ他人」へのものであるがためである。つまりそれは告発であるがゆえに、恥を伴わない。

(4) 正常な悲哀反応の際には欠けていてメランコリーの場合にある条件として、元来対象との人間関係が複雑であったということがあげられる。一言でいえばアンビバレントな葛藤である。この葛藤はある時は現実に由来し、ある時は強迫的素質に由来する。この素質があると、いかなる愛情関係もアンビバレンツに傾きやすいし、また正常な悲哀反応を病的なそれに変化させることがありうる。つまり愛の対象の喪失を自分が招いたという自責の形をとりやすい。しかしこの自責は上述のように、自己懲罰という回り道による身近な他者への復しゅうである。

右のフロイトの記述は、よく似たゆううつの中にも、正常者の誰にもおこりうる悲哀反応と明らかに病的な抑うつとの二つがあることを示している。このうち前者の悲哀反応についてはその後の研究から種々のバリエーションのあることが見出されている。つまり「一定の時間の間に」「対象が死んだことを自我に明らかにし、自我が生き残るときの利得を自我に示すことによって対象を断念させる」という、いわゆる「喪の作業」（フロイト）がうまくすすまなかった時、かえって悲哀感は体験として深く構成されず、そのかわり各種の身体違和感が長々と何年もつづくというような場合がある（一一九頁の図1の「身体化」参照）。その他にもありうるいくつかの経過を合せて、異常悲哀反応とか遅延悲哀反応とよぶ。専門的にいうと、ひょっとすると、この中に誘発された「病的なゆううつ」のまじる可能性もありうる。

もう一方の「病的な抑うつ」のフロイトの記述は、今日でいう内因性うつ病のことか、神経症性うつ病（反応性うつ病）のことか、はっきりしないのが難点である。どちらかというと後者のこととみた方がよいのだろう。しかし、フロイト以後の精神分析家のゆううつに関する説になると、一、二をのぞき、はっきりと神経症性うつ病についての説になってしまうのに対し、少なくともフロイトの記述やフロイトの先駆となったアブラハムの記述には、今日の内因性うつ病にも適用するところがあることは注目に値する。神経症性うつ病と内因性うつ病の違いについては、後にふれる。

5　内因性うつ病の精神病理学

病的なゆううつの中心にとりあげたいのは、「内因性うつ病」である。数の上からいって今日圧倒的に多い。その上、先にも強調したように、一見したところゆううつそうではないし、いくら問いただしてもゆううつになっても仕方がないような理由も環境もないことが多い。だから、しばしば「正常」と誤認される。しかし、突然自殺が企図される。このうつ病を述べた上で、その対比において後に神経症性うつ病をつけ加えたい。

1　ゆううつの鑑別診断学

内因性のゆううつの特徴をかかげてみよう。内因性うつ病の精神病理学はドイツ系のものがすぐれている。

(1)　理由なしにおこる。あっても、そこからそれほどのゆううつがおこるとは常識的に思いにくい些細なきっかけである。比較的よくあるきっかけとしては職場の配置換え（栄転をふくむ）、転職、転居、改築、家族成員の異動（出産や同居による成員の増加とか、子息の遊学による減少とか）、仕事や家事上の負荷ないしはそこからの解放（負荷軽減）等があげられる。退職とか失職とか愛する者との離別などの喪失体験も、また、おそろしい上長がいてうまくいかぬといった対人関係上のつまずきも、きっかけとしてないわけではないが、数としては少ない。また喪失によって、それを外的でなく内的とみても、そう説明できるケースも、あるにはあるが、むしろ稀である。しかし、だから内因性のゆううつの発生は心理学的了解の彼方にあるのかというと、そうでもない。最近の学説はそこに、慣れ親しんだ生活秩序からの逸脱と新しい生活空間への不適応をみる。右にのべた転勤とか転居とか、「よくあるきっかけ」はみなそういうものと考えていただけばよい。

(2)　そのゆううつは単に心理学的次元に止まらず、身体次元をまきこんだゆううつである。まず睡眠、食欲、性欲の障害がおこる。自律神経の障害も多少ともおこる。病人はその悲哀を胸や胃や頭に限局して訴え、ふしぎな表現だが、「胸のこのあたりがポッカリ穴があいたように淋しい」と言ったりする。シュナイダーはこれを「生機的な悲哀」とよび、内因性のゆううつの目印の一つとした。いずれにしてもこのように身体次元と呼応するゆううつなので、はじめ本人も家族も身体疾患と考えがちである。心因性、神経症性のゆううつの場合ふつうこの生機化、身体化はないか、あってもわずかである。最近では、内因性うつ病の身体面の症状を、生体リズムの乱れとみる見方がある（睡眠覚醒リズムの乱れ等）。

(3)　一旦はじまったゆううつは持続する。ふつう数カ月から年余に及ぶ。適切な治療によってもすぐにはよくならない。最低三、四カ月を旧復に要する。しかし確実に旧に復する。ただ、再発がありうる。再発の回数は平均的にいって一生に三度弱である。要するにその経過は相性《ファーゼ》である。こういう特徴のある経過図は他の非内因性のゆううつにはない。

(4)　そのゆううつは一旦はじまれば、外からの慰めやはげましやおどしによって反応しない。逆にまた一旦はじまった内因性のゆううつの中にいる人は、外界にたまたま生じた悲痛な出来事に対して周囲の人間が想像するほど反応せず、したがってまたそれらの出来事によってゆううつを倍加させられたりしない。これは内因性のゆううつが他のゆううつと最もことなる点というべきかもしれない。たとえば先に正常範囲内のゆううつの一例とした基底性のゆううつは、理由もなくやってくる点でこの内因性うつ病のゆううつと一脈を通じているが、喫茶店へたちよってコーヒーをのみ音楽をきくといった些少なことで霧散したりする。内因性うつ病にはそういうことはまずないといってよかろう。

(5)　そのゆううつは一つの経験としてその人の中に統合されるということがない。たとえば、病中自殺を考えるほどの自責にくるしみつづけた人が病後、たとえば宗教的な眼をひらかれるといった形で人生観を変える、というようなことはおこらない。うつ病が去れば、ゆううつとともにあったすべては消え、せいぜい悪夢の余韻程度に残るにすぎず、別世界のことがらとなる。このことと、うつ病者が、うつ期間の去ったあと再発予防のために精神療法をうけにきてもよさそうなのに、決してといってよいほど来ないこととの間に、関係があると思われる。

右のような経験をくりかえすと、精神科医は疑問をもつ。果してうつ病者はうつ病中ほんとうにゆううつなのだろうか。ほんとうに悲しみ、後悔し、懺悔し、改心しているのだろうか、と。むしろそう出来ないところが、平均者の悲哀や苦悩や懺悔とことなるところだとみる人もある。うつ病者の中心には「悲しむことの不能」(シュルテ)があるという人すらいる。

並べようと思えば、あといくつかがとり出せるが、内因性うつ病のゆううつがその他のゆううつと異なることを述べるのには以上で十分であろう。これらの差異の記述についてもまた、シュナイダーらドイツの精神病理学者の貢献が大きい。

2　テレンバッハの現象学的人間学

内因性うつ病についての現代的理論としては現象学的人間学のそれがすぐれていると思う。もう一つの神経症性うつ病についての理論は精神分析家のものがよいが、現象学的人間学の立場からする内因性うつ病論は早くも一九三〇年前後のゲープザッテル、シュトラウス、ミンコフスキーにはじまる。しかし近年の出色のものとしてやはりテレンバッハの「メランコリー」論（一九六一）をあげないわけにはいかない。要するに、偏見や思いこみをできるだけ排し、事象をそのものとして理解しようとするための方法である。この方法がとりわけ必要とされるのは、精神医学が内因性という形容詞を附する障害に対してである。これは、一方において心理学的な了解力をふんだんに駆使してもなおお入りこめず、他方において自然科学的説明によってもそのリーチの彼方にあるといった、独特の精神障害である。しかし、治療家として内因性精神障害の人たちに現実に関与しなければならない精神科医としては、了解できないから、といって放置するわけにいかない。なぜなら、了解できない人間を本来の意味で「精神の科学」の治療の対象にはできないからである。したがって了解の質が問題になる。現象学的人間学という哲学的手法を精神科医が援用しなければならない理由はそこにある。もっとも精神医学は経験科学であるから、現象学的超越論的にものを考えるといっても、哲学者のする思考とはことなる。精神医学の現象学は（テレンバッハと並ぶ数少ないドイツの現象学的精神病理学者）ブランケンブルクにならっていえば、超越論的経験主義、ないしは経験論的超越主義である。

内因性うつ病の発病にも、稀ならずある種の出来事が前駆することは先に述べた。昔は内からの原因によるのだから、目覚まし時計がひとりでになるように、時がくればひとりでにおこるはずだといっていたが、よく見ると、意外に転勤、昇進、転居、負荷と、負荷軽減、家族成員の異動といった出来事が発症のしばらく前にみられるケースが稀でない。もちろんこれらは、たとえば転勤といっても左遷とか退職ではなくて、それ自体は悲劇性をもたない日常茶飯的な出来事であるから、そこに生じたうつ病を、愛人の死につづくうつ病と同じく反応うつ病とよぶことは正確でない。もっと細かくみれば、うつ病発症に直接先駆するのはもっと無意味な小事件で、本人自身発病後忘れてしまっていることさえあるほどの「微小過失」（テレンバッハ）である。古典的な精神病理学は、転勤にしろ微小過失にしろ、とにかくそれは内因性うつ病を誘発する引金であっただけで、それ以上の意味はないとしてそれらを無視することを教えたが、現象学的人間学はそのような見方をいささか粗野とみる。いまのところ現象学は転勤や微小過失を引金として、うつ病をはっきりと発病させてくる、より基底的な状況（シチュエーション）ないしは布置（コンステレーション）があって、それこそが内因性うつ病の発病にとって重要だと考える。

比較の意味でここで精神分析的心理学の発想を引合いに出してみよう。精神分析もまた、うつ病の発症に先立って重大な出来事を見出したとしても（たとえばそれが愛人の死という現実の喪失体験であったとしても）ただちにその出来事に責のすべてを帰するのではない。それらの現実的喪失的出来事の背後に、たとえば幼小児期、重要な成人との間に演じられた「見捨てられ」体験をみる。したがって現実的出来事の背後にそれをなりたたしめている、より根源的なものをみようとする点では、上述の現象学の手法と軌を一にしている。ただ異るのは、根源への溯り方だろう。それは大きな違いといってよいと思うのだが、精神分析は個人史を時間的に過去へとさかのぼることによって根源を求め、現象学は経験的出来事の基底に控える先験的《アプリオリ》構造を求める。比喩的にいえば、前者の求め方は水平的であり、後者は垂直的といえないであろうか。状況とか布置とかは先験的なものを求める垂直方向上に位置する「前」構造である。

この状況はどのような構造のものか。未だうつ病ならざる前うつ病者はどのような発病前状況を生きているのか。その世界の時間性、空間性はどのようか。

これについては先にあげたテレンバッハの「インクルデンツ」（封入）と「レマネンツ」（負い目）という二つの概念を紹介するのがよいだろう。前者はうつ病に陥りやすい人物に特有の秩序《オルドヌング》志向性が極端になって抜き差しならぬ、秩序への固着のおこった自縄自縛の中に閉じこめられていることをいう。後者はあまりにも高い要求水準をもったが故に破綻し、あるべきはずの自分に遅れをとり、負い目を感じる生き方をいう。前者インクルデンツは前うつ病者の世界の空間性を、レマネンツは時間性を示す。

「この病前野は、もちろんそれ自体はまだうつ病という精神病に属していないものではあるけれども、すべての事態をひたすらうつ病の発病へと向けて収録させる特有の強制的牽引力をもった一種独特の情勢である。この情勢のもつなかば不可逆的な強制力は、単なる心理的次元だけで理解するのは困難で、そこには一種の生命的勾配のような生物学的要因を仮定せざるをえない」（木村敏『自己・あいだ・時間』二八〇頁）

この病前野は「エンドン指向的状況」であってやがて「エンドン変動」をひきおこす。そこにエンドン因性（内因性）のうつ病が生じる。エンドンとは、身体《ソーマ》でも心《プシケ》でもない、第三の領域であって、両者の区別以前の次元でありながら、心的現象、身体現象として自らをあらわし、かつ心的側面からも身体的側面からも影響をうける。さらにいえば、エンドンとは、人間個体と自然の両者にとって共通の生成原理が個体の内部にとりこまれたものであり、したがって本当はエンドン因性とはエンドン・コスモス因性というべきだという。

3　うつ病になりやすい性格

右のエンドン論はドイツ人のそれらしくやや思弁的にすぎるように思うが、次のメランコリー親和型性格の提唱となるとこれはあきらかにうつ病の病前性格論中の決定打といえる。それは先に述べた病前野の「インクルデンツ」（封入性）、「レマネンツ」（負い目性）状況をとりわけ構成しやすい性格である。その特徴の第一は、秩序を愛すること、より正確にいえば秩序に強迫的に固着することによってしか、安定を保てないという傾向である。いわゆる几帳面性、完全主義性である。第二は仕事に対して質量両面において高すぎる要求水準をかかげること。たくさんの仕事を一定度以上の正確さで行なおうとするから、いつも達成できない目標に向かって負い目を負うことになりやすい。すでに早くからアブラハムやフロイトによってうつ病と強迫性格の近縁性は指摘されていたし、とくに日本の下田光造（一八八五―一九八〇）は執着性格の名で、テレンバッハのメランコリー親和型性格とほとんど同じ性格類型を先に記述していた（一九四一）。しかしテレンバッハのこの病前性格論の意義は病前性格を数ある発病要因のうちの一つとして記述するのではなく、ある人間を病前野を経てうつ病という内因性疾患の発病へといたらせるに際して、一番基底的な能動態としての位置を病前性格に与え、その本質構造を現象学的に明らかにしたことにある。この病前性格論はわが国ではいち早くうけ入れられ、下田の執着性格論の再評価ともあいまって、うつ病の病前性格研究を刺激した。メランコリー親和型性格の話がでたついでに、ここでうつ病の病前性格についての今日までの知見をまとめておきたい。

うつ病の病前性格論には二つの流れがある。一つは生物学的な立場からのもの、もう一つは精神分析からのものである。生物学的な立場からの性格論としては何よりまずクレチマー（一八八四―一九六四）

の循環性格をあげなければならない。次の三つの柱からなる。(1)人付き合いよく、気がいい、親切で、親しみやすい。(2)朗らか、ユーモアに富む、元気、激しやすい。(3)静か、落着いている。物ごとを苦にする、感じやすい。このうち(1)は基調であり、(2)と(3)はその上にのっかる陽気と陰気で、これら二つは人によってどちらかがより多くもたれるところの極を形成する。この性格は今日もうつ病の病前性格としてみとめられているが、ただそのうつ病は両相うつ病、すなわち躁病とうつ病の双方をその経過中にもつタイプのうつ病である。ちなみにクレチマーの性格論は体格論とセットになっているところに大きな特徴がある（この循環性格についていえば肥満型体格と関連がふかい）。つまり体質的生物的な視点をつよくもった性格論である。クレチマー以後のうつ病病前性格論は、一言でいって、生物的視点からはなれ心理・社会的視点へと重点を移していく。

うつ病の病前性格をまとめて述べるにあたって指摘すべき第二の点はそこにふくまれる強迫性だろう。一番早い指摘は精神分析家アブラハム（一九一一）であって、躁うつ病者と強迫神経症者との親近性を指摘した。少しのちに、彼は躁うつ病の中間期（つまり気分変調がおさまり一見正常にみえるとき）、強迫神経症の精神分析から知られている諸特徴（秩序や清潔へのこだわり等）がみられると書いている（一九二七）。フロイトもまたメランコリーと強迫性格の関係を述べている（一九一七）。下田の執着性格とテレンバッハのメランコリー親和型性格もその重要な性格特性として強迫性を含むことはいうまでもない。これに対し米国系の現代の論文ではどういうわけか強迫性への言及が少ない。わずかに「退行期のうつ病は強迫性格をもつ人におこりやすい」とか「中年にはじめてうつ周期をもつ人の中には病前に強迫性格的な特徴をもつ、比較的よくまとまった一亜群がある」などという表現がみられたり（チョドフ）、因子分析で強迫特性を明らかにした論文（ローゼンソール）があるくらいである。このような違いは一つには彼らが単極うつ病と双極うつ病の区別なしに病前性格が考えられたことによろう。単極と双極に分けると、病前性格の一定しているのはあきらかに単極型である。テレンバッハの見事な記述も単極うつ病の病前性格論にかぎったから出来たものである。また、強迫性があまり問題にされない理由の一つとして、ここでいう強迫性格が比較的軽度で、少なくとも強迫神経症症状などを呈することのないものであるから、正常範囲内とみなされてしまうためでないかという説もある。

ところで近年の米国系のうつ病の性格研究は強迫性よりもそこに含まれる口愛性《オラリティ》の方を強調する傾向をもっている。たしかに、精神分析が口愛性と標識する特性がうつ病の病前性格に稀ならずみとめられる。

口愛性についてもまた最初の指摘はアブラハムによってである（一九一六）といわれる。彼はフロイトのいう口唇期の中に二つの時期を分け、その一つを口唇攻撃期とよび、ここへの固着をうつ病者にみた。どうして固着がおこるかというと、一つは体質的素質的に、二つには母との関係における欲求不満が「口と食」にまつわる行動を強調するからであるとされた。ところでその後精神分析家の多くが、フロイト派たると非フロイト派たるとを問わず、この口愛性を話題にした。先の強迫性よりはるかにこの方を熱心に語った。ただ、その口愛性論議は、アブラハムの時代のイド中心、リビドー中心の、より生物学的な見方から、時代とともにエゴ中心の、より心理・社会的な見方へと重心を移したといえる（チャドフ）。この点、クレチマーからテレンバッハへの流れと一脈通じていて、興味ぶかい。口愛性の心理・社会的説明とは「他者からの過度のサポートを要求し、他者に過度に依存する」ということである。つまりもはや口唇そのものとは無関係である。今少し精神分析用語を使っていえば、うつ病になりやすい人は自分の自負心《セルフ・エスティーム》を支えるために他者から、直接間接に、自己愛の供給をうけなければならない人である。第二の特徴として上げた強迫性もこの口愛性の影響をうけるため、「力を獲得するために他者をわが意のままにコントロールしようとする」典型的に強迫神経症的な強迫ではなく、そのかわりに「他者をのみこむことによってコントロールしようとする」のだという人もいる（マーベル・コーヘン）。

実はメランコリー親和型や執着性格のなかにも、この口愛性と分析家たちのいう特性がふくまれている。メランコリー親和型性格者の第一の特色である秩序志向性が対人関係面にあらわれるとき、「他人のために尽《つく》す」という形で「他人のためにある《ザイン・フュア・アンデレ》」という関係が生れるとテレンバッハは述べている。この表現は当たっている。同じ秩序志向でも、たとえば純型の強迫神経症者や類てんかん質者のそれは、「自分のため」にある。自分の気がすまないから、他人にどう思われようと、そうせざるをえない秩序志向である。メランコリー親和型の人はつねに家族のために、あるいは会社のために生きる。その生き方はもちろん問題をはらんでいる。筆者はこの「他人のためにある」ことを日本的に表現して「他者との関係を円満に保つために腐心する」ことだといいかえることにしている。人と争えない、人に頼まれるといやといえない、人と折合えそうにないときは自分の方が折れて争いをさける、人の評価を気にする、小心である、義理人情を重視する。そもそも彼らの秩序愛は正確には対他的秩序愛である。それは「他人のためにある」というよりテレンバッハ門下のクラウスのいう「他人によって生かされる《ザイン・ドゥルヒ・アンデレ》」という方がより正確だろう。他者（といっても個別の他者ではなく抽象化された社会規範）から期待されている社会的役割を果そうとする人格部分（役割同一性と彼はいう）があまりに肥大しすぎ、本来の自分らしさが圧迫されているとクラウスのいうとき、精神分析のいう口愛性の対人関係論ないしは客体関係論がみているところと同じだ、といってよいだろう。

以上のまとめとして、私としてはこういっておいてよいと思う。単極型内因性うつ病の病前性格として今日かなり輪廓のはっきりした型を記述できる。それは軽度の強迫性格であるが、一面に精神分析家のいう口愛性、現象学者のいう対他存在性をもつ。ここにふくまれる強迫性と口愛性は、文化圏で評価（ないし抵抗）が微妙にことなるだろう。強迫性についても口愛性についても評価度の低くないわが国では、「秩序への志向」と「他人との関係の円満の維持」という二特徴によって、この性格はもっともよく標識でき、かつ類似の性格から区別できる、と。

4　内因性うつ病の治療

ではこの内因性のこのゆううつに対してわれわれがどういう治療をするのか。それを述べることはこのゆううつを考える上で、ひいては正常なゆううつとの比較のためにも有効と私は思う。要点的にいえば、その治療は薬物療法と休息療法という両輪からなる。精神療法もこの両輪にさす油という意味で必要であるが、精神分析のような本格的で深層介入的な精神療法はふつうこの病的ゆううつには不要である。薬物療法につかう薬物は抗うつ剤といわれる。病的とはいえ、ゆううつという精神現象が薬物によって変化するということについて、つまり精神をリラックスでなおすということについて内心快く思わぬ方々がおられると思うが、その方々も、先にあげた病的ゆううつと正常範囲内のゆううつとの明らかな差異を知れば納得されよう。抗うつ剤の作用機序やうつ病の生理学的基盤については、ここでは今日の有力な仮説は、脳内のシナプシス間隙へのこの薬物の作用に焦点を合せていることを述べるに留めよう。シナプシスからシナプシスへインパルスが伝達されるに際して、必要なモノアミンの動向をこれらの薬物がただすところに薬効がある、とされる。

今一つの休息療法とは、うつ病中いたずらに「ゆううつ」や「おっくう」と闘わせず、むしろ逆に現実生活から身を引かせ、何カ月かの精神的休息を課す治療法である。うつ病の治療法の教科書をみると前記の薬物療法のみを記してあるものがほとんどだが、私の経験では休息療法を抜きにした薬物療法の効果には疑問がある。うつ病治療の車の両輪として休息療法を重視する所以である。休息療法をいう裏には、うつ病の中にジャネやエイにならって心的エネルギーの減少、心的緊張力の低下を見る見方がある。つまり、ジャネにとっては一次的なのはなんらかの理由による心的エネルギーの減退であり、心的エネルギーの減退が心的水準《ニボー》の低下をひきおこすとき、その低下の度合に応じて一定の精神病理像が析出するという生物心理学的な見方である。村上仁は神経症という心因障害についてもフロイト的な見方と並んでこのジャネ的な見方が必要であるとしているが（『精神病理学論集2』）、こと内因性のゆううつに関しては私自身の臨床経験からしてフロイト的な見方よりはるかにジャネ的な見方がよく合致する。その証明としては次の三つをあげれば十分であろう。一つには心的エネルギーの浪費をおさえ、心的水準の漸次の上昇をめざし、うつ病になって以来失われていた「休息」という重要な生物心理学的機能の復元をはかることがうつ病の治療につながること。二つにはうつ病者が愁訴としてもつ多様な心的葛藤を、フロイト的な意味で一次的のものと考えず、むしろ心的水準の低下の結果二次的に生じた副産物とみ、治療法としては何よりもまず薬物療法と休息療法によって心的水準の上昇をはかることをめざす。それに成功すると愁訴されていた心的葛藤はやがてひとりでに姿を消すという経験的事実が多数ある。三つには抗うつ剤を使用しても三カ月から六カ月という一定した時間ののちにしか旧に復さないという、個人を超えた共通特徴がみられること、などをあげればよいであろう。

6　神経症性うつ状態

最後に神経症性うつ病である。軽症内因性うつ病についての近年の精神病理学的知見をわがものとした上で、今一度心因性の、正常なゆううつに近い神経症性うつ病を見直して、ゆううつの項をおわりたい。神経症性うつ病という用語は、先にも述べたように、いささか曖昧で、人によって恣意的につかわれるので、再検討の必要がいわれている。たとえば「精神病といわれるほど重くない、神経症レベルのうつ病」を神経症性うつ病とよぶ人があるが、これにしたがえば、先に述べた内因性うつ病の軽症型ももちろん神経症性うつ病といってさしつかえないことになる。ドイツ流にいうと、内因性のものはすべて精神病ということになっている（シュナイダー）が、これは彼らのいう精神病という概念が「身体に原因がある」という意味のために生じるゆきちがいであって、精神病、神経症をごく常識的に精神障害の環境への適応度の高低ないしは現実検討力の大小をあらわす指標と考え、それに素直にしたがうなら、内因性非精神病性の、したがって、非精神病性という意味で神経症レベルのうつ病は今日きわめて多いので、今さらあらためて神経症性うつ病という別グループを考える意味がうすくなる。

次に強迫症状や心気症状、神経症性不安のみられるうつ状態を神経症性うつ病とよぶ人がいる。しかし強迫症状や不安症状は内因性うつ病の一症状としてでてくることは昔からよく知られている。とくに内因性うつ病が遷延すると、ゆううつ感が後景にしりぞき、神経症的訴えが長々と、しかも依存的になされることもよく知られている。これらについてもまた、ことさらに神経症性という名称を冠する必要がない。また他方、上述したように正常範囲内のゆううつを背景的ゆううつ、基底的ゆううつ、悲哀反応程度に明確化し、それを少しく逸脱する異常（悲哀）反応ケースの病的ゆううつを考え、さらに抑うつ型精神病質をシュナイダーにならって考慮に入れれば、非内因性、非器質性だからといってクズカゴ的に神経症性うつ病という病名を乱用することはもはやしたくない。結局神経症性うつ病の名をのこすとすれば、明らかに内因性が否定でき、一定のパーソナリティ障害があって、その上に、かならずしも明白に意識されていなくとも、由々しい葛藤がかなりの蓋然性をもって証明できるような、そういううつ状態でなければならない。このような狭義の神経症性うつ病は上のようにうつ病概念がかなり整備されてきた今日では、昔考えられたほど多くないのではないかという印象を診察室ではもつのだが、果してどうであろうか。いうまでもないが、われわれの診察室にあらわれない人々も多いのである。心理臨床家の方が、あるいは狭義の神経症性うつ病に出会う機会が多いかもしれない。ともあれ、多くはないが、ほんとうの神経症性うつ病といった方がよい病像はたしかにあって、そしてこれは精神分析の対象とされてよい。

ところが今日神経症性うつ状態を問題とすると、どうしても境界ケースとよばれる状態との鑑別が不可欠になる。境界ケースとは分裂病と神経症の境界域にあるケースという意味であるが、今日では、このようなケースはやがて分裂病へと移行していく中途段階とみず、ずっとこのような境界線上にとどまるところの独特のパーソナリティ障害と考える傾向がつよくなっている。この境界ケースがその一症状としてしばしば「ゆううつ」を訴えるのである。かつて大まかに神経症性うつ病と診断された例の中にここでいう境界ケースのふくまれていた可能性は大いにある。

境界ケースのことは実は次項の「無気力」により多くかかわるので、詳細はそちらにゆずるが、ただ一言、彼らのゆううつは上に長々と述べてきた内因性のゆううつとは違う種類のゆううつのようであること、彼らはしばしば自分の感じている人生の不毛感、無気力感、空虚感を（適切な言葉がみつからないので、便宜的に）「ゆううつ」と表現すること（フェアバーン・ガントリップ『対象関係論の展開』（小此木ら訳）、一八二頁）をつけ加えておこう。

7　未成年のうつ状態

未成年にうつ病があるかどうか。あるとすれば、どの程度の頻度のものか。昔から論議があるが、近年各国でいくつかデータが出るようになった。もっとも、乳幼児や小児の場合、何をもってうつ病の診断基準とするか、むずかしい。どうしても恣意的になりやすい。抑うつ感や（内的）抑制感の言語的表明という、うつ病にとって中心的な訴えは右の若年者の場合ほとんど期待できないから、さしあたり次のような外的指標にたよらざるをえない。平素のその子供の活動力との著しい落差、一定期間の後に（理由なく）回復すること、くりかえす相性経過、抗うつ剤の奏効等。

しかし、ティーン・エイジに入ると、不十分ながら抑うつ感、抑制感の言語的表明がみられる。先に不安の項で、成人型の神経症的不安の出現は十歳前後でないかと述べたが、病的ゆううつの体験も大体同じか、もう少し遅いのではないかと思う。筆者の経験では十二歳の男子が最低年齢例である。この人は成人の内因性うつ病とほとんど同じ訴えをすることができた。ティーン・エイジ、とくにローティーンの内因性うつ病は二つの特徴をもつことが昔から知られている。

(1)　うつ状態の持続期間がきわめて短い。一週間か二週間程度でおさまる。

(2)　しかし反覆しやすい。

(3) 稀ならず躁とうつの両相をもつ。

右の特徴は、ハイティーンに入ると消え、成人型の内因性うつ病に姿をかえてくる。

神経症性うつ病は、前項に述べたように、その概念や輪廓に曖昧なところがあるので、少しく保留を附して論じなければならないが、ハイティーンから二十歳前後のうつ状態のなかには少なくない、という印象をもつ。とくに大学生の教養学部年代のうつ病者の中にはこれが多い。注意を要するのは、この年代はまた、次項で述べる境界例的青年の出現の時期でもある。神経症性うつ病と境界例の親しい関係については前項で述べたとおりである。

二十歳代も半ばにかかってくると、同じ内因性うつ病といっても、うつ病相のみの（単相性）、メランコリー親和型性格にもとづいた、軽症のうつ病が出現してくる。かつて（あるいは今でも）うつ病は四十、五十代の初老に多いと信じられがちであったが、今日では、私の経験もまた、二十歳代（後半）の方がかえって多いことを示している。うつ病の若年化傾向といえそうである。

8 無気力の精神病理学

ゆううつによく似た主観体験として無気力がある。ちょうど「不安」と「ゆううつ」がそうであったように、「ゆううつ」と「無気力」も重なっている。事実、先に述べたうつ病は単に「ゆううつ」という気分面の障害だけでなく「おっくう」という意欲面の低下をも必発の症状としてもっていた。とりわけ朝の間、このおっくうさが著明で、いつもは何げなくやっている洗面や身づくろい、さらには朝刊に目をとおすといった茶飯事が意外にめんどうになる。朝、仕事にかかっても万事に積極性がでない。そういうふうに朝にとりわけ著明なおっくうさは、うつ病のものであった。

しかし、ゆううつな気分を伴わない、いってみれば純粋に無気力だけを感じる人がいる。ゆううつという気分は本質的には死のイメージとつながるものだが、無気力だけのときにはそういうことはない。ただただ、もの倦い。ゆううつな気分があると、それがたとい軽くとも、いってみれば喉頭にひっかかった小骨のような異物感、苦痛感を伴うものであって、それゆえに本人自身が（第三者からみると少しも変でないと思えるにもかかわらず）精神科医をおとずれることを躊躇しないほどである。しかし純粋の無気力にはそういう異物感がない。不安や苦痛はないが、あってもごく僅からしい。したがって医師やカウンセラーをおとなうこと稀である。ところで今のところ精神医学は「ゆううつ」や「不安」についてほどの関心を「無気力」に向けていないが、それは、無気力だという、ただそれだけの理由で精神科医をたずねる人が少ないからである。

だが、無気力についても医学的ないしは心理学的な作業をしなければならない時代にどうやらさしかかっている、というのが私どもの予感である。そう思わせる精神病理現象が二つある。一つは大学生に典型的にみられるがゆえにスチューデント・アパシーと俗にいわれる無気力。もう一つは、すでに少しふれたが、精神病と神経症の境界域にあるという意味で、境界ケースとよばれる病像の場合の無気力。ともに最近わが国で話題になりだしたものである。おそらくここ十数年の日本の高度成長、中産階層化、高学歴化、青年期延長、人口の都市集中などと呼応して目だちはじめた病理像ではないかと推測される。まずこの二つについて粗描しよう。

なお、無気力という現象そのものは前頭葉に腫瘍のある人にもあるし、分裂病という代表的な精神病の経過中にも随所でおこる。本章は、しかし、健康と不健康の境目あたりの軽度の危機を扱うのであるから、それら本格的に病的な無気力は対象としない。ただ、以下にのべる二病態をそれとして認定するためには、脳腫瘍や分裂病の可能性を否定するという診断上の手続きを経たのちでないとしないということを、蛇足ながら述べておきたい。

1　退却神経症

まずは退却神経症。

大学生で理由もなく留年を何年もつづける人がいる。理由もなく、というのは第三者の無責任な意見ではなく、本人にとって、である。彼らは他人から「何故留年するのか」ときかれると困る。「自分でも正直のところよくわからない」のだから。そういう場合、精神科医はふつう分裂病という精神病のはじまりをまず疑うよう訓練されている。大学生年代前後に多発する病気だからである。しかし、違う。学校、いや厳密にいえば専門科目の講義や実習にでないだけで、学業以外のことはまずふつうにできる。なかには家庭教師として、あるいは碁会所の常連として、さらには長距離トラックの運転手、夜勤専門の警備員として活躍（?）している人もいる。礼儀正しく常識的でさえある。一年二年ならまだよい。三年四年の留年となると周囲も耐えがたくなる。そして、いやならなぜ退学して別のやりたいことへ向かって転進しないか、と説諭する。それに答えて本人はいう、「何がやりたいか」が自分でわかれば、もちろん退学してそちらへ進む。困ったことに何がやりたいか自分でもわからない。だから動きがとれないのだ、と。第三者には屁理屈としか思えないこの心理を近年の心理学や精神病理学は「アイデンティティ障害」とよぶ。青年はその一時期に（たいていは十七、八歳以後の後期青年期において）発達課題として「アイデンティティの探究」に思いをこらす。「自分とは何か」「自分には何がふさわしいのか」「いかにあることが社会の中で自分らしい場所を与えられることであるか」等と問う。その問いがいわば出口のない堂々めぐりにおちいっている状態がここにある。出席し単位をとって卒業していくこともできず、さりとて決心し退学し転進していくこともできず、立往生し、留年を重ねる。

この種の無気力症状は最初大学生の中に発見されたので、アメリカ人の造語を借りてスチューデント・アパシーとよんでいたが、その後大学生にかぎらず大学卒業後の若いサラリーマンにも見られることがわかり、また中学生年代のいわゆる登校拒否症のなかにも構造的には同質の無気力があると考えるようになって、より上位的総称的名称がほしくなり、今日ではアパシー症候群とか退却症、選択的退却症《セレクティヴ・ウィズドローアル・レアクション》、あるいは部分的回避症《パーシャル・アボイダント・レアクション》などとよぶ方がよいと考えている。後者三つは筆者の新語作成である。

以上を予備知識として、比較的軽症のこの無気力の特徴をみていただこう。

(1)　主観的には無気力・無関心、無快楽《アンヘドニア》、生甲斐・目標・進路の喪失が自覚されるが、これらはいずれも、先に述べた不安・いらだち・ゆううつ・後悔・死のおそれなど「自我異質的」体験とことなり、自我親和的体験である。苦しいという感覚はない。したがって治療を求める動機に欠けるか、あっても弱い。

右にあげた主観体験のうち「無快楽」とは、「快体験の希薄化」といいかえてもよいが、いずれにしても耳なれぬ言葉と思うので、少しく解説したい。この言葉であらわしたいのは、彼らがしばしばいう「何をしても愉しいという感じがない」というときの体験の内実である。すでに精神病理学は現実感喪失については離人症という名のもとに長い研究の歴史をもつが、典型的な離人症にはつねに現実感を感じることができないこと自体に強い苦痛、違和感がつきまとう。しかし、ここでいう無快楽にはそれがない。したがって、離人症の人のように自分から苦悩として訴えられることがないので、臨床家によっても見逃されがちである。精神分析のうまい表現を借りると、自我親和的な感覚である。自我異質的な離人症体験と自我親和的な快体験の欠如（ないし希薄化）との関係は単なる度合の問題なのかどうか、今のところわからないが、一応別にしておこう。というのも、ふつう私どもはありふれた日常的生活体験の底に、背景的かつ無自覚的にだが、何らかの「快体験」をもっているのであろう。それが感じにくいという、かなり独特の体験をここに見たいからである。快体験が欠如しているからといって、決して外面の言動に著しい乱れがあるわけではない。この言葉は、昨今の米国の分裂病や境界例を論じた論文に散見される概念であるが、右はそれを少し精神病理学的に考察したもので、全く私流の解釈である。

(2) 行動面では大きな特徴がある。それは世界からの「退却」もしくは「回避」と表現するのが一番よい。しかもその退却は本業ともいうべき生活領域（学生なら専門の学業、サラリーマンなら職場）からの退却が中心で、本業以外の生活部分への参加にはさほど抵抗をしめさないか、むしろそこでは活発でさえある。選択的退却症とか部分的回避症とよぼうと考える所以である。分裂病の自閉やうつ病の抑制には右のような選択性、部分性は原則としてない。それらの場合には、生活領域の全般にわたって自閉的になり抑制的になる。

(3) 以上のように不安感やゆううつ感のような苦痛を「心の内側に」「体験」として形づくるのでなく、もっぱら「外側に」「行動」として発散するわけであるが、ただその「行動」は暴力とか性的乱行とか盗みといった陽性の行動でなく、無気力とか退避とか、さらにはそれによって周囲の人々の彼への期待をうらぎるといった陰性の行動発散である。したがって人々の耳目をそばだてさせることはない。

(4) 性格に特色がある。無気力で怠惰といわれても仕方のない彼らが、そうなる前は不思議にむしろ平均以上に生真面目で、やさしい、反抗しない青年であった。ときには学業上優秀この上ない学生、その地方はじまって以来の神童とみられていた人すらある。元来の怠け者がより一層の怠け者になるというのでないのである。今日のところ私はその性格特性を回避傾向をもった強迫性格、あるいは単純に強迫性プラス回避性とよんではどうかと考えている。この性格問題は退却症の成立にとって割合大事と思うので、少し頁をさきたい。

強迫性格のことについてはうつ病の項でも触れた。必ずしも強迫神経症症状の形成にはつながらない、マイルドな完全愛秩序愛である。自信欠乏性格（シュナイダー）に近いところもある。標識としては、①基本的には社会の慣習や道徳を決して無視できない、つまり羽目をはずせぬ人で、②完全主義的、形式主義的で、③この上なく真面目でありながら、その上さらにミスを先廻りしておそれる、④ところが他方、わりあい頑固で、人の意見を入れず、⑤むしろ人が自分にしたがうことを、ひそかにだが、しかし強く求めている、といったところだろう。もう少し深くその構造を問えば、私は人生に不可避につきまとう不確実性、予測不能性、曖昧性を排するために作りあげられた性格で、たとえば黒－白、善－悪、正－邪による単純な二分論でもってすべてを割切ろうとしたり、物事を自分の気のすむまで完全に、自分の秩序下に配列し、中途半端に放置できない人だといえると思う。

これに対し第二の特色である回避性格《アボイダント・パーソナリティ》とは、ごく最近アメリカの診断基準中にあたらしく登場した名称だが、ここでいう退却（回避）症によくあてはまる。アメリカ人の記述を私なりにアレンジしていうと次のごとくなる。①優勝劣敗に過敏で、予期される敗北、拒絶、屈辱からあらかじめ退却することで身をまもる。②人の愛情を求めるけれども、その求め方はあくまで受身であって、③しかも何らの批判叱正も受けないという保証がないかぎり人に近づかない。④孤独につよい。次項に述べるボーダーラインの人のように、人に近づき、人を操作し、人の傍にいたがるようなところはない。人がいなくてもよい人たちである。なおこの回避性格という概念をはじめて唱えたミロンという心理学者によると、クレチマーの「分裂質《シゾイド》」に含まれる「敏感と鈍感」という二極の敏感極の方にかたよった性格だという。

(5) 症状と経過から、比較的軽く、ほとんど自力で、一、二年の留年のうちに回復するタイプと、その経過中に対人恐怖、うつ状態、軽躁、妄想などを呈して長びくタイプがある。後者でも、しかし精神病に移行することはない。せいぜい境界例的である。

(6) 治療は本人が治療を求めてこないという意味でむずかしいが、成熟をうながす精神療法を主に、心的エネルギー水準の上昇をねらっての薬物療法を従に行なう。治療家は青年後期からヤング・アダルトにかけての男性がときとしてもつアイデンティティ形成の困難、心理・社会的モラトリアムの必要性、彼らのもつ回避性格の特徴、それだけは最低理解する要があろう。一見正常心理の延長として容易に了解できそうにみえて、実はそうではない。誰にもある「弱気」のつもりで、たとえば説諭をもって対しようとすると、治療関係は成立しない。ふつう直属の上司や教師に彼らが近づかない一因はそこにある。そして上司や教師は彼らのかつての栄光の姿を知らずに彼らに怠け者のレッテルをはる。

2 境界例

分裂病という代表的な精神病は青年期好発で数の多いこと、人間のもつ社会性という側面が独特の仕方でそこなわれていくこと、慢性経過をとりやすいこと、そして何よりもその原因について未だ決定的な知見のえられないこと等から、難病中の難病といわなければならない。ところが、どういうわけかこの分裂病の病像が近年軽症化している。教科書に出ているような派手な昂奮を呈する緊張病などはどこの国でも少なくなったことが報告されている。その原因としてはいろいろなことが考えられるが、少なくとも治療法の進歩だけによるのではないことはたしかである。未治療の分裂病者の症状自体がすでにして軽いからである。おそらく現代文化と無関係ではなかろうと推察される。

　分裂病の軽症化とともに、分裂病とも神経症ともただちに判断しかねる中間形態がふえてきた。もちろん昔から記述はあったわけだが、近年にわかにその方面の研究が密になってきた。まず米国で、ついでわが国で。その知見によると、一口に中間の境界ケースといってもいくつかある。大まかにいうと「分裂病寄り」の境界ケースと「神経症寄り」のそれとに二分できる。重いのと軽いのといってもよい。前者の重い方は「偽神経症性分裂病」（ホック）といったり、「寡症状性分裂病」といったりして、軽いが分裂病に入れる人や、「分裂型《スキゾタイプ》パーソナリティ」といってパーソナリティ障害の中に入れる人があって、一定しない。境界ケースだからそれを精神病とみる人や性格異常とみる人や神経症とみる人がいても仕方がないだろう。これに対し後者の軽い方の境界ケースをパーソナリティの障害とみることについては、人々はまず異論がないようである。ここで無気力の今一つの例としてかかげる必要があるのは、この軽い方の境界ケースの一部に入るだろう。

　まずその特徴をアメリカ精神医学会の最近の診断基準（DSM–III）によって述べてみよう。この診断基準は十年前のDSM–IIに比し大きく改訂されているが、なかでもその「パーソナリティ障害」の部分は詳しくかつ内容的にもよい。精神分析的な思考傾向が長いためにそうなったのか、あるいはアメリカ的繁栄が実際にパーソナリティ障害を多発させたため、それへの考察がいきおい入念になったのかもしれない。ともかくその診断基準中のパーソナリティ障害の中に「境界型（不安定型）パーソナリティ」として次のようにある。大体二十歳前後から三十歳前後の青年ないしヤング・アダルトを考えていただいてよい。先のスチューデント・アパシーとちがって、ここでは男女の差はない。

(1) 平素のその人からはちょっと予測しにくい衝動行為。たとえば濫費、セックス、ギャンブル、薬、盗癖、過食、自傷行為など。

(2) 極端から極端へとシフトする不安定きわまる人間関係。絶対の愛、一〇〇パーセントの依存から一転して絶対の憎、一〇〇パーセントの拒絶へとうつる。中間がない。他人を自分の目的のために操作的《マニプラティヴ》につかうことに長けている。

(3) 怒りやすい。怒りのコントロールの欠如。

(4) アイデンティティの障害。自己像の曖昧さ、性についてのアイデンティティの不確かさ。職業選択の困難。人生の目標の見出しにくさ等。

(5) 感情の理由のない急変。ごくふつうの気分から突然ゆううつ感や不安感へとかわる。しかし、数時間から長くても数日でもとへもどる。うつ病のときのように長くつづくことはない。こうした急変がときどきおこる。

(6) 一人にされることを怖れる。一人になるとゆううつになりやすいので。

(7) いろいろの程度の自殺企図、自傷行為。

(8) 慢性的に存在する空虚感、不毛感、無気力感。

境界パーソナリティが不安定パーソナリティとよばれる所以は右の(1)(2)(3)(5)などにある。しかも「不安定の中に安定している」といわれるほど、このパーソナリティの人の不安定は長期にわたる。一過的でない。わが国でも比較的軽症の精神障害を主に扱う総合病院形式の精神科外来などで、この種の病人に出会うことが昨今多くなっている。一見全く異常のない、いやむしろ平均以上に礼容のととのった人でありながら、その内面に関する訴えは意外に深刻であって（たとえば右の(8)で述べた慢性的な空虚感、不毛感、無気力感）、事実（少し付合いが長くなると）予期しない自傷行為や怒りや感情の爆発がこの礼儀正しい人におこることがあって、おどろかされる。そういうタイプの病人である。現在のところこの人々について最もよく研究しているのは精神分析家たちであろう。不安神経症やうつ病のところでは精神分析学説が今日ほとんど重みをもたなくなったと上に述べたが、ことこの境界ケースの精神病理については、精神分析家をおいて右に出る者は今のところないだろう。

具体的なイメージをつくっていただくために、一つだけケースをあげてみよう。私の創作ケースである。

二五歳の結婚二年目の婦人。まだ子供がないので、近くの学習塾のパートの先生として、週三日英語を小中学生に教えている。外でのこういう仕事には全く異常がない。異常がないどころか、有能というべきだろう。そのことは、ときどき本人がパートのこの仕事をやめたくなって、そのことを申し出ると、経営者のみならず、生徒たちまでがこぞって慰留するのがつねであることにも、示されている。そういうことは、聞くところによると、ふつう無いことなのだそうである。

しかし、その半面の私生活部分の彼女はかなり苦しい。一番困るのは、しばしば襲われる強い空虚感、厭世感、寂寥感、きっかけはごく小さなこと。この小さなきっかけに対し、それは不相応につよくおこる。仕事中はがまんしているが、職場を離れると一番近い公衆電話から夫の会社へ電話する。もちろん会社へ電話することの非常識はわかっているが、自分一人だと、「重力を失って消えてなくなりそう」なので、「まるでこの地上に自分をくっつけておいてもらうために」夫の声をきく。夫と少ししゃべって、まるで「重力を注入してもらったよう」になって、やっと家へ帰る。いわゆる「気晴らし食い」をするのもこういうとき。夫に、あとから考えるとおかしなくらい、セックスを求めつづけるのもこういうとき。性ではなく、生を求めている。そのくせ、ふと、「この人私の夫だったっけ」と思ったりする。ああそう、見慣れたロイド眼鏡をかけているから夫なんだわ、と思う。と、ロイド眼鏡だけが動いている感覚が浮き出して、不気味ではないが、いやな感じ。これが高じると、今までセックスを求めておきながら、夫に早く会社へ出ていってほしくなる。夫がもちろん怒る。こちらの怒りもコントロールを失う。あとはメチャクチャ。

落ち着いてみると、何故そんなに、この愛する夫に対して怒ったのか、我ながらわからない。少なくとも夫に対して怒るべき理由はない。ヒステリーといわれても仕方がない。泣きながら、お皿の割れたのなんか片づける。しかし、泣きながら思う。「なぜ泣いているのか」。どうもほんとうに悲しいという感じでない、後悔でもない。ほんとうに申し訳ないといった感じや、こんな自分がいやでといった自己嫌悪感が出ない。そういう感じになって良さそうなのに。それでも涙だけは頬をつたう。

さっきまでのことは、何か、私でない私がやったことで、言ってみれば人ごとみたい。もちろん私がやったことなのだが。

そういえば、この「二人の自分」という感覚は、高校時代から時々あった。その頃はガリ勉で、一番になることで、その不安をおさえこむことができた。大学時代は、女だてらにと非難されながら、拳法をやってキャプテンになったりした。

夫と二人でいるときがいつも右のように波立っているわけでは決してない。元気に、楽しく、ふつうにやっている日もいくらもある。しかし、いつも心のどこかに「私って何だろう」「夫とは」「妻とは」

「親子とは」「死ぬということは」などという思いがうっすらくっついている。かと思うと、「平凡な草花の美しさみたいなものが、ギューッと迫ってきて、涙が出そうになって、詩人ってこんなんだろうかと思うこともある」。「そういえば、夫と出会った時も天啓のように、この人と出会う運命が前々からきまっていたと直観したが、あの感覚も不思議である。千里眼というのもこういうものだろうか」。「ときどきコトンと音がして、この現実生活からレールがはずれて私は別のレールを走りながら精巧な作りもののようなこの現実世界を見ている」。

夫は子供をほしがっているようだが、子供をもつことはまだ自分には無理だと思う。女学生のようなところが確実に自分の中の半分を占拠している。

精神分析家はこのパーソナリティ障害がもつ独特の防衛機制をとり出すことに成功している。たとえば、カーンバーグは次の五つをあげる。分割《スプリッティング》、プリミティヴな理想視《アイディアリゼーション》、投影の早期型式であるところの投影性同一視《プロジェクティヴ・アイデンティフィケーション》、否認、そして外なる対象についての（同時的な）万能視と位階剝奪。これらはすべて、いわゆるエディプス期以前の防衛であるとされる。エディプス期というのは三歳から五歳ごろまでのことで、精神分析家が人間の心理的社会的発達の一つの節目として重視する時期である。この時期をすぎると超自我とよばれる、自我への監視装置が人間の心理の中に完成し、いってみれば小さいながら完成品になるというところか。ところで、ふつうにいう神経症の人の病根は主としてエディプス期の葛藤をめぐって展開されるところにある、といわれている。この点で境界例の場合は、典型的な神経症理論と趣きをことにする。エディプス期でモタモタする神経症の場合の中心的な防衛である抑圧《レプレッション》よりは、当然未熟な防衛がつかわれる。精神分析家のいう退行点、固着点もエディプス期以前のところにあることになる。それだけにふつうの神経症より重症というわけである。

右の五つの防衛機制のうち中心になるのは自己分割《スプリッティング》である。耐えがたい葛藤に直面したとき、自我には抑圧《レプレッション》によってその葛藤をまるごと意識から排除するという防衛機制があるが、分割《スプリッティング》では葛藤は意識の中にとどまりながら、ただ人格部分の一部が主部分から解離し同時並列的に、無関係に存続するという形で防衛が行なわれる。この点については次項でもう少し追加する。

3　空虚感についての一考察

空虚感というと、われわれはジャネのサンチマン・ドゥ・ヴィドをおもいおこす。ジャネの一連の臨床研究のキィ・コンセプトの一つである。ところで境界例の近年の増加は空虚感の研究に新しい波をおこしたようである。このことに少し頁をさいてみよう。

カーンバーグは「空虚感」というテーマについて論じた数少ない一人であるが、そこで彼は空しい《エムプティ》という体験を寂しい《ローンリィ》という体験、ないし感情の対極においている。寂しい感情というのは、今まで人間との望ましい関係があって、それが失われたときのものであって、その前提として人間関係への強い希求が必要である。これに対して空しいとか無意味の感情はそもそもまっとうな人間関係が構成されておらず、他人の心情に共感する能力を欠く人のものである。そういう人とは分裂《スキゾイド》パーソナリティと自己愛《ナルシシスティック》パーソナリティの二つであって、両者ともに病的自己愛の持主である点で共通している。自己愛の問題はフロイトとともに古い精神分析的テーマであるが、境界ケース研究の延長上において近年再び彫琢を深められるようになった。ここではその理論の細部はのぞき、ただ無気力に関係する次の指摘を紹介したいだけである。

病的自己愛の持主はアイデンティティ拡散（エリクソン）にいたりやすく、かつ自己分割《スプリッティング》という未分化な防衛機制を発動しやすく、そしてそういうときに空虚感・無気力感が出現しやすい、という。カーンバーグによれば、空虚感とは自己《セルフ》と内的客体（重要な客体の内化した表象）とが本来なら構成しているはずの緊密な（極的）関係が破壊したことを示す複雑な感情状態である。さらにいえば、その空虚感とは、一方において重要な客体との関係の再現をのぞんで得られないことから生じる孤独感、悲哀感と、他方において客体との良い《グッド》関係の消失することは耐えがたいがゆえに、退行して、精神病状態に陥り、自己もグッドであれば、内的客体もグッドであるとする、悩みなき万能的誇大感と、この二つのちょうど中間に位置する特種な感情だ、という。

これ以上のカーンバーグの理論はともかく、私もまた臨床経験から、空虚感に強い関心をもっている。ちなみに私は「自己アイデンティティの障害」「自己分割《スプリッティング》」「無快楽《アンヘドニア》」「空虚感」を境界例もしくはその近縁状態を示す四徴候と思っている。空虚感はなかでも自己分割《スプリッティング》ともっとも関係がふかい。自己分割は元来は心的防衛機制の一種についての精神分析学の名称であるが、私は記述用語としても十分用いることのできる概念だと思っている。空虚感に関係のふかいこの概念について、もう少し追加してみたい。

耐えがたい衝動や思考や感情のあるとき、それらを自我が処理する仕方の一つに解離《ディソシエイション》のあることは昔から知られている。これは意識の外へ出してしまい、意識しなくする方法といってよいだろう。ヒステリーの場合は抑圧によって耐えがたい部分はきれいに意識から排除され、当の本人はそれについて記憶すらもたないという形になる。心因性健忘、遁走《フューグ》、はるかに稀だが二重人格、多重人格が知られる。サリヴァンも、分裂病研究を通してだが、解離について語っている。もっともこの場合は自己が自己たるために不可欠な基本的防衛としての解離である。先にも述べたが、対人関係論のサリヴァンにとって自己とは親（ないし代理者）の承認と不承認、賞と罰の体験を通して構成されるものであり、「その自己が意識の枠内への表出を許可するものは、両親その他の重要人物による承認不承認を受けた人格部分だけである。自己は、これ以外の人格部分は一切、その表現のために意識を使用することを、いわば、拒絶する。それらを表現することと意識とは相容れない。それらは意識に無視される。そのような衝動、欲望、欲求は（自己）との結合を断たれ、解離される。それらが表現される時にも、その表現を当人が意識することはない」（『現代精神医学の概念』中井ら訳）。

ところが、ある人格部分が完全に意識から排除されるのではなく、意識の中にとどまりながら、しかし本来の人格（部分）から離れて、いわば同時的・並列的に存在するという、別種の防衛機制がある。解離の特殊型といってもよいし、ジャネにならって部分的解離といってもよいかもしれない。これを今日人々は分割（あるいは分裂）とよぶ。ある人格部分と本来の人格部分は葛藤的対立的な関係にある。良い自分と悪い自分、適応力のある自分と退行的な自分、男性的な自分と女性的な自分といった具合である。しかしこの二つの人格部分は分割という機制によって並列的存在になると、いってみれば、お互いに関知し合わない関係になる。どうしてそんな退行的な馬鹿な行動をしたかを、もう一つの人格部分は正直いって理解できない。たしかに自分がしたのであるが、しかし何故そうしたか十分にわからない。そういうふうにいう時の彼はおよそ退行的でなく、実に適応力のある良い自分である。このように分割は、①葛藤的・対立的二面の交代的出現、②衝動抑止力の選択的欠如、③外的対象への評価の急激かつ完全な逆転、④否認という防衛の同時駆動など、をひきおこす。

近年境界例や自己愛についてカーンバーグと並んで引用されることの多い精神分析家にコフートがいる。この人は分割を二つに分け、水平型《ホリゾンタル》分割と垂直型《ヴァーティカル》分割とよぶ（図2参照）。前者は抑圧によるヒステリー型のもの、後者がここでいう境界例や自己愛者によくみられる、不認機制による分割である。下からの黒線は自己愛的な未分化なエネルギーをあらわす。この意見には私も賛成である。私がかねてから横割り型分割と縦割り型分割とよんでいたものと、理論面はともかく、事実面ではよく似ているから（図3）。前者は、いいかえれば上半身下半身の上下二分型で、抑圧された部分は意識にのぼらない。これに対し縦割り型は左半身右半身の左右二分型で、同時に意識にのぼりつつ、互いに無関係の並存である。その分割の度合は、左右二分型分割の場合の方が不完全なことが多いので、上図では点線で中線をえがいた。

右が空虚感の精神病理を演じるのに必要と思われる「分割」についてのささやかな解説である。右からゆううつ感よりは一段と深刻な構造をもった空虚感のあることを御理解ねがえよう。

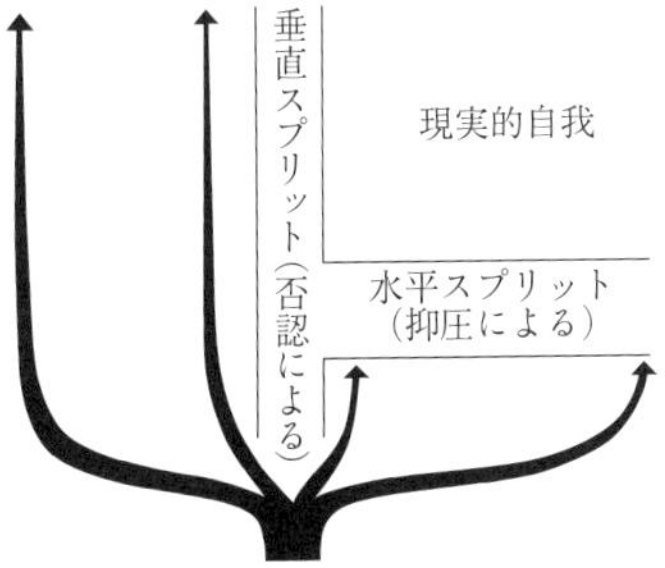

図2　コフートの図（Kohut: *Analysis of Self*, p. 185 の図の笠原による要約）

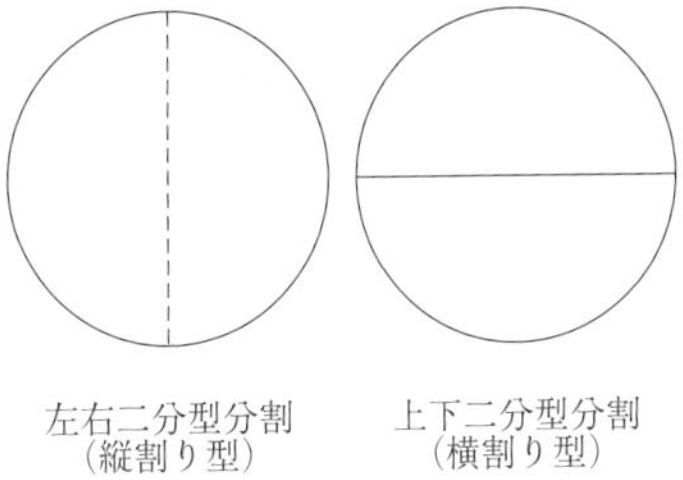

図3　笠原の図

9　結　び

不安・ゆううつ・無気力の三つの順序は、賢明な読者がすでにお察しのように、時代の流れに沿っている。今日の「精神の科学」はどういうわけか「不安」にはあまり食指を動かさない。さしあたり今日はその次の「ゆううつの時代」なのであろうか。「無気力」

はまだ、ようやくこの科学にエントリィされたばかりである。しかし、文中でも述べたように「不安」は決して解明されきっているわけではない。病的な不安をより効率よくいやす方法が知りたい。おそらく不安→ゆううつ→無気力の流れは、一巡二巡しながらそれぞれの知見をふかめていくのだと思う。それとも、あるいは「無気力」のあとに、新宇宙時代の新人間は新種の病的感情をつきつけてわれわれをあわてさせるのであろうか。

なお、「精神の科学」はそのいくつかの目的の最後に、異常を通じて正常を、精神の衰弱態を通じて精神のあるべき健康を論じることをひそかに意図している。不安やゆううつや無気力の病理学をここで書きながら、まだもう少し時間はかかろうが、いつか、われわれもそうしたいという思いをもった。もっとも、この世から不安やゆううつや無気力を根絶するためにではない。むしろ、悩むに値するきわめて正当な、人間の尊厳をたかめることのできる悩みとは何かを問うためにである。

再びスプリッティングについて（一九八八）

はじめに

今日われわれが臨床場面で診察する境界例には、少し大胆にいえば、ドイツ型、米英型、日本型とでも称したくなる諸類型があるのではなかろうか。ウィルシュ（J. Wyrsch）、ブランケンブルク（W. Blankenburg）、木村敏らの業績によって知られる単純分裂病の中の一部もしくは寡症状型分裂病はドイツ語圏由来の、そしてドイツ語による記述や考察がよく似合う境界状態といえるだろう。もっともこの寡症状型をこそ分裂病の中核であって決して境界状態ではないとする見方もあって、それはそれとして精神病理学的に新鮮な主張なのだが、寡症状でありながら内省的表現力において平均的分裂病者のそれをはるかに凌駕するこのタイプの人に境界例性をみるのは、一般の臨床家の実感であろう。米英型はジルボーグ（G. Zilboorg）、ナイト（R. Knight）、ホック（P. H. Hoch）とポラティン（P. Polatin）らの境界的分裂病の記述にはじまり、クライン（M. Klein）、ウィニコット（D. W. Winnicott）、フェアバーン（W. R. D.

Fairbairn)、レイン（R. D. Laing）ら英国の分析医のスキゾイド論（クレチマー E. Kretschmer のシゾイドの考え方と根本がちがうからスキゾイドと表記する方がよいと思う）の発想もとり入れてＤＳＭ－Ⅲに結実した境界パーソナリティ障害である。これはドイツや日本には生れにくい発想に拠っているように思える。カーンバーグ（O. Kernberg）、コフート（H. Kohut）、マスターソン（J. Masterson）らに代表される新しい精神力動研究をいち速くとり入れた大胆さにも感心するが、他方グリンカー（R. Grinker）、ガンダーソン（J. G. Gunderson）らに代表されるアメリカ流の最近の質の高い記述的研究もＤＳＭ－Ⅲの境界パーソナリティ障害の提唱の土台となっていることに注意する要があろう。

日本には境界例研究に質の違う二つの系譜があるとみてはどうか。一つは内因性の非定型精神病の提唱、もう一つは思春期妄想症とか重症対人恐怖症といわれる一群の記述である。前者は今風の境界例論ではないが、しかし分裂病、躁うつ病、てんかん性精神病という（今世紀前半のドイツ系の精神医学では常識であった）三大内因精神病のいずれにも属さず、しかしいずれにも境界を接する境界状態の記述にまちがいはない。これはまた、臨床遺伝学的研究（満田久敏ら[16]）の裏打ちをもった相当にしっかりした臨床単位である点で、また間脳－下垂体系の低格性という生物学的次元の出来事がきわめてしばしば心因的出来事によって解発されるという、いってみれば心身一如的様相をもっとも如実にわれわれに提示するという点でも、興味ある境界状態である。もっとも、文献的にはドイツのレオンハルト（K. Leonhard）、クレチマーにも、表現こそ違え、同種の臨床記述があるから、満田の非定型精神病を日本文化結合的とみる必要はないだろう。それに比すると、後者の思春期妄想症（重症対人恐怖症）は森田正馬以降の神経質研究、対人恐怖症研究の蓄積なしには輪郭化されなかったであろうという意味で、日本的境界例といってよいのではないか。

フランスにもその精神病理学の線上でとり出される境界例というものがあるのかどうか。ベルジュレ（J. Bergeret）の境界例論以外を寡聞にして知らない。ある人のいうには、元来精神障害の細分化に慣れ、分裂病というような大カテゴリーの作成に抵抗感のつよいフランスでは、境界例という発想自体無縁なのかもしれない。逆にいえば、境界例は何かにつけて全体を大きく二分したり三分したりすることを好む医学的文化圏におけるテーマということであろうか。

境界諸状態を論議することの第一の意義は、もちろん、それ自体について新しい記述と新しい治療を開発することにあるが、それだけでなく、本来の分裂病、狭義の感情障害を今一度確認しなおすという作業を伴うことも、境界例論議の見逃しがたい利点であろう。先述したが、ドイツ系の寡症状型分裂病論は分裂病の中核型を、多彩な症状を呈する妄想型分裂病より、むしろ寡症状型にみる。つまり境界的状態への論議がここではそのまま分裂病の本質論につながっている。日本の思春期妄想症論は思春期妄想症という非分裂病性精神病の記述を業とするが、同時に本来の分裂病とは何か、両者の鑑別点は精神病理学的に何かと問わざるをえない。一例をあげると、村上（靖）[18]らは分裂病の外縁に分裂病に似て非なる、相当多くの非分裂病性精神病を考えようとしている（たとえば過敏精神病といった名称で）。これは一九二〇年前後にクレチマーが敏感関係妄想を提唱した事情と似ているように思える。分裂病か分裂病でないかの判断にはもちろん横断面的な精神病理症状が一次的に重要だが、長期経過もそれに劣らず重要である。プライバシーの問題もあってこれらの病態の厳密な予後研究は昔も今もむつかしいが、その点に十分留意した上での予後研究に期待したい。

1　力動的概念の記述的利用

ところで、日本の精神科医は上の三つの境界例形態の、つまりドイツ型、米英型、日本型のすべてに一応通じている。臨床にたずさわる施設や地域の特性に応じて頻度や形態に多少のちがいはあるにしても、寡症状型分裂病、境界パーソナリティ、非定型精神病、思春期妄想症という診断名は多分有用であろう。もっとも、このうち非定型精神病と思春期妄想症は、頻度からいえば、最近少なくなりつつあるような印象をうける。非定型精神病の発生には日本国内でも地域差があるだろう。これに対し、寡症状型分裂病、外来分裂病（笠原）[12]、境界型分裂病、境界パーソナリティ障害に出会う機会はどうやら増えているように思える。今後のわれわれの出会う境界状態の主なるものは、寡症状型分裂病か境界パーソナリティといったところになるのではなかろうか。

このうち、寡症状型分裂病ないしは境界型分裂病についての日本の研究は、主としてドイツ、フランス由来の着想を土台として現代の哲学的省察を援用しながら展開され、今日の日本の精神病理学のもっともソフィスティケートされた領野を形成している。それはまた、巧まずして分裂病の本質を多症状型よりも寡症状型に見出すという発想の逆転に、理論的支持を与えてもいる。

他方、境界パーソナリティ障害についての日本の研究は、力動的な見方にシンパシーをもつ精神科医、心理臨床家がアメリカの先駆的業績を貪欲に吸収するという形で行なわれている。この研究方向の最大の意義は、なんといってもパーソナリティ障害という治療上今まで手つかずであった領分に果敢に挑戦した点にあるのではなかろうか。ドイツ由来の精神病質概念は記述的にすぐれたものであるが、それがなされた時代の考え方が反映されてであろう、どうしても教育不能、治療不能を暗示するところが大きかった。その一角に小さくはあるが治療可能性の道を開いたのが他ならぬ米国風の境界例論であったように思える。実際は治療者にとっても看護者にとっても多大の困難を経験させられる障害なのであるが、にもかかわらず、彼らの治療的関心を刺戟するのは、右の意味での新鮮さであろう。

もう一つ、アメリカ由来の境界例研究には、たとえばガンダーソン[6]の最近の発表が端的に示すように、感情障害との関係について一考をうながすという特徴もある。臨床的にも遺伝的にも、彼のいうには、境界例は分裂病より感情障害に近接している。境界例とうつ病の関係についてはわれわれも早くから気にしていた。一九七五年のうつ状態の分類に際してその中の一型を境界例にさいたほどである。[9]

ちなみに、アメリカの最近の精神病理学は予想以上に記述的である。もちろん力動論を背景にしてはいるが、DSM‐IIIにせよ、右のガンダーソンの主張にせよ、アメリカ流の新しい記述学が生れつつある、という印象すらもつ。昔から精神医学は身体論と心理論の二極の間で振子運動をするといわれているが、生物学的精神医学へと大きく振子の動いている今日、精神病理学が大胆な力動論より中庸的な記述学へと向かうのは理由のないことではない。

右のような推論を行なうのは、実はこの小論の目的と関係している。つまり、米国の境界パーソナリティ障害を通じてわれわれに知られるようになった力動的概念のうちのいくつかは、記述的用語として用いることができるといいたいのである。静態的な記述概念とちがい、動的な含みをもつので、治療上の有用性もある。[8] 今のところスプリッティング（「分裂」と訳してもよいが私は敢えて「分割」という訳語をあてている。分裂病を連想させない新しい記述的概念としたいがためである）と投影性同一視の二つを考えている。なかでもスプリッティングは十分に精練すれば良い記述概念になると信じるが、今一つの投影性同一視の方は、精神療法場面が構成されないと見えにくい現象なので、ここでは考察の対象としない。

ちなみに、力動派由来の概念には、たしかにときに少し概念として明確さに欠けるものがある。しかし、少しルーズな概念の方が治療用には有用だという実感が私にはある。治療者には、書斎用の厳密な概念もいるが、もう一つ、治療者‐患者関係という動的な事態の中に身をおきながら直観するのに役立つイメージや概念も必要である。後者のような概念やイメージはむしろそんなに限定されていない方が有用性が高いと私は思う。

ちなみに、力動派由来の概念を記述現象学のなかにとりこもうとした（ドイツ系の）著者は文献上決して少なくない。かつて筆者が紹介[8]したことのあるウィンクラー（W. Th. Winkler）とへフナー（H. Häfner）の自我退縮化[22]（Ich-anachorese）や自我神話化[23]（Ich-mythisierung）などもその良い一例だと思う。ただしか彼らはその論文のどこかで、力動的（記述）現象学といった命名を行なっていたような気がする。残念ながらその後へフナー、キスカー（K. P. Kisker）は同種の論文を書かなくなったし、その後のドイツ語圏の精神病理学も精神分析的思考の排除に一時期やや潔癖すぎたように思える。しかし、日本では宮本忠雄[17]と関忠盛[20]がウィンクラーの自我退縮、自我神話化をとりあげ、日本人の分裂病の妄想特性の考察に応用した。

2　準同時的分裂と突発的相互転換

さて数年前、スプリッティングの右のような意味での「記述概念としての有用性」について小論[11]を呈したが、その後二人の著者がこの主題について論じている。一人は湯沢千尋[24]、今一人は舟橋龍秀[5]である。

二人ともヤスパース（K. Jaspers）の自我意識の定義を参照するなどしながら、記述的な視点から論議を展開しており、教えられるところ大きかった。このうち舟橋のスプリッティングについての記述的定義は、今のところ最もまとまったものだろう。まず彼は「同一の意識内に並存する、人格の準同時的（quasi-kontemporär）分裂ないし二重化と、その自覚」と定義している。このうちの「準同時的」という形容は次のような理由によるという。「二つの人格の時間的継起は、一方が前景化しているとき他方は背景に退いて」おり、「しかし、必ず両者は互いの存在を意識しており、人格の二重性を指摘することによって容易に同時存在性を自覚させる」ことができるので、オーストリアの心理学者エステルライヒ（Österreich）の継時的二重人格、同時的二重人格という表現にならい、準‐同時的としたという。

さらに彼は両価性、二重見当識などという周知の概念とスプリッティング概念との異同についても入念な言及を行なっている。両価性という概念はルーズに使われることが多いが、ラプランシュ（J. Laplanche）、ポンタリス（J. B. Pontalis）に拠って[15]狭義に使うならば「両価性とは同一の対象に対する主体の矛盾する感情の同時存在性を表わす概念であり、その矛盾する主体を担う主体は、その都度統一された人格であることが要請される」のに「一方スプリッティングは、人格が、たとい一過的であっても、分裂している事態をいい、そこでは同じ対象に対して（程度の差はあれ）影響を互いに及ぼし合わない二系列の〝自己‐対象〟表象群が存在する」。そしてスプリッティング概念の臨床的有用性を説いたアメリカのアクター[1]（S. Akthar）らも「健康なあるいは神経症的な両価性では矛盾する諸感情が二者択一的ではなく共時的に存在する」とその違いを指摘している、と述べている。

分裂病のいわゆる二重見当識との違いについては、スプリッティングではあくまで日常的、経験的世界のなかでの経験的自我が問題であるのに対し、二重見当識では超越論的自我が問題で、ここでは経験的現実における弁証法的統合は成立しない。われわれ観察者に二重にうつる分裂病患者の存在様式も彼らにとっては主観的にはそのことが「唯一の現実」であり、したがって二重化している自分の行為自体に対する不思議さ、不可解さを知っているスプリッティングの場合と違う、と指摘している。

湯沢千尋[25]はさらに一歩ふみこみ、「内省（過剰）型」と彼の名づける境界状態を通じて、スプリッティングの記述を深化している。まず彼は正当にも、精神分析由来の諸概念（スプリッティング、アクト・アウト、感情転移、投影性同一視など）が日本の精神科医の間でかくも普及したのは、たしかにそれなりの「記述概念としての有用性」をもったからではあろうが、しかしこれらの用語は本来、説明概念であるから、どうしてもその適用範囲が拡大しやすく、はたして限定的に用いうるかどうか、大いに疑問があると述べた上で、患者自身が「ジキルとハイドの体験」と名づけた特有の人格分裂体験を詳細に記述し「両極的部分自己の対立的存在とそれらの突発的相互転換の体験」と定義している。これはヤスパースのいう重複体験に近いが、しかし「自分の中に二人いるみたい」というとしても、重複体験の場合のように「内容的に善とか悪といった倫理・規範的、日常経験的自己の二重化」「形式的に感情関連の奇妙な系列化」があるのではなく、むしろ「両極的自己の相互転換の様相が突発的かつ意外的で、すでに主体の統制を脱していることに力点がおかれる」という。

「二つの自分がその時その時で、パァッと変ってしまう。それは自分でコントロールできません。まるでジキルとハイドです。急に心の中が締めつけられるみたいで、突然パァッと変ります。何かが入ってくるみたいです。……ふと気がついて相手に謝るのですが、そのときはもう遅い」「一つの自分が出ているときは、その自分になりきっていて、もう一つの自分は忘れていて、出てきません」

舟橋が準同時的と静的に表現したところを、湯沢は突発的相互転換と動的にみたというべきか。

しかし、湯沢の論述で注目してよいのはスプリッティングの記述的言い換えをさぐっただけでなく、いくつかの新しい記述概念をスプリッティングの周りに見出した点であろう。たとえば人格欠損体験、イメージ融合体験といった具合である。人格欠損体験とは「自分には何か根本的なものが抜けおちている」というもので、自己の存在の根拠、あるいは人格の核心についての欠損体験である。そしてこの体験は、彼のいう内省型においては、しばしば人格分裂体験（スプリッティング）と併存してみられるという興味ある観察を述べている。またこの人格欠損体験を患者が何歳の何時おこったというふうに具体的に述べるのも大きな特徴であるという。「幼児期以来の回顧的体験が、ないしは実存的絶望に彩られた内的生活史が豊富に語られる」。この生活史的由来は、作り話（？）ではなく「まさに彼らの述べる通りのものでなかったかという実感」をもたせるもので、多分人格分裂体験よりも「より根源的な」体験ではないかといっている。イメージ融合体験は、一過的に自他の境界が曖昧化し自他融合がおこるのだが、つねにイメージの段階に止まり妄想にいたることのない「かるい」異常体験で、これは境界パーソナリティ論のいう投影的同一視にあたるのではないか、とも述べている。

ちなみに人格分裂体験、人格欠損体験、イメージ融合体験を生じる「内省（過剰）型」は、彼のいうには、分裂病の周辺にある境界状態である。ただし臨床類型というより「自己に対する態度、自己についての体験様式」の独特さから輪郭づけられる境界状態だという。

3　人格のまとまりをめぐって

どういうわけか、上記引用文献以外にも、最近、人格の「分裂」に言及した論文が散見される。なかでも土居健郎と中井久夫らの二論文は例によって新鮮な発想で、刺戟的である。土居[2]は分裂病患者が寛解後も、病的であった時代の体験をかえりみず、もちろんそこから何かを学習したり教訓的に反省したりできないという、よくみられる状態の観察から、人間がもっている「人格のまとまりを得ようとする衝動」という考えを提示する。そもそも、力動諸概念の根幹概念というべき防衛という概念が「何としても人格のまとまりを得ることが至上命令であるという前提の上に成り立っている」といい、「この衝動がもともと欠如するか、あるいは極めて微弱であるがために、分裂病では人格が容易に分裂すると考えてよくないか」、そしてさらに「この人格のまとまりを得ようとする衝動は一体いかなる性質のものか」を問い、「同一化の重要性」にいたる。

どうして同一化が要請されるかについては、その文献欄の小解説が明快でよい。「フロイド（S. Freud）以後の分析学者（とくにメラニー・クライン）のスプリッティングについての理論も、フロイドの場合と同じく、人格がいかにして統一されるかという主題との関連において論じられていない。しかし本論文の趣旨にしたがえば、人格発達の初期におけるスプリッティングは同一化によって統合されるべきであり、同一化に失敗すれば、それは当然後の人格分裂の原因になるといってよいであろう」からである。

この同一化の障害には二種あり、一つは同一化自体の障害、今一つは同一化対象の複数化とその間の対立であり、前者は分裂病と、後者は神経症と親和性があるという。

意外に分裂病を対象にしてスプリッティングを論じた論文は少ない。フロイト自身、はっきり言葉に出しているのは、諸家の述べるところによると、最晩年の二つの論文[3][4]だけのようである。ラプランシュとポンタリス[15]によると「フロイトが精神病の領域において（まさにこの領域でブロイラー（E. Bleuler）とは異なった理論的見地から分裂という語を用いたのだが）自我の分裂という見方を作る必要を感じたというのは、興味深いことである。この見方はその後の精神分析学者によってほとんどとりあげられなかったが、この点についてさらに論じることは有益だと思われる」と。しかし、この線上の近年の論議はどちらかというと悲観論的で、人格のまとまりを一次的に考えるのは幻想だとしたり、あるいは人格のまとまりとは元来ひよわな、かりそめのもので、ともすればバラバラになるとしたり、そこまでいわずとも人格の統一性必ずしも自明ならずとする。そういう考え方が多い中で、土居の説には馴染みやすさがある。

中井、山口[19]は土居の上記の論文に刺戟されたといい「二重人格はなぜおこりにくいか」と題する論文を書いている。たしかにわれわれは臨床家として二重人格、多重人格について、知識は十分にもっているものの、現実にこれらの症例に出会うことはきわめて稀である。それはなぜか。結論的にいえば、二重人格は漸進的な成長では間に合わないような危機あるいは急変を迫られる際に生じる、人格の統合性をまもる一つの防衛であるのだが、人格がある状態から別の状態へと移行するときの途上の状態にはきわめて耐えがたい不安定さがあって、その際の生活のカタストロフィは、人格の分裂とか人格の解離という防衛戦略によってようやくそこから脱したところの当の人格解体へと今一度人を追いこみかねない。それゆえ人格を二重にしたり三重にしたりすることは簡単には出現しない。それにくらべれば、憑依体（たとえばキツネ）は憑依される人格ほど人格としての全体性をそなえていないから、つまり人格というよりむしろ人格寄生体であるがゆえに、二重人格よりは頻繁に出現するのではないか、という。

しかし、と彼らは言葉をついでいる。今日、この一人格から別人格への「移行過程を容易にする適応」として新しいタイプが一つ生れている。それは二つあるいはそれ以上の人格状態の間を簡単に移行したり、両者を共存させたりすることを可能にする適応である。これは境界パーソナリティについていわれる「不安定の中の安定」、つまり突然に人格が変わることを一つの特徴とするような状態であり、この移行状態が一見不安定でありながらカタストロフィ的危機を構成しないのは、移行状態に関して一種の適応が成立しているからであろう。ただその代償は一つ一つの状態が人格に深く根ざさないようになること、移行せずにおれないような一人格状態への停留性の減少である、という。

さらに氏らは発想を展開して、超多重人格たることにより現代を生きる精神健康の一つのスタイルを考える。つまり、「精神衛生の一つの目安として」役割人格に、あるいはもう少し深い領域での人格「分裂」にトレランスをもつことを挙げている。さらにいえば一般的に、人間の多様性と統合性、変容可能性と同一性、「大勢の人間の中の一人」であることと「代替不能な私」であることとの統一あるいは共存こそ、現代人の精神衛生のよさの一つの基盤であろう、という。

4 補足二つ

筆者自身は先の論文[11]で述べたところに加えるとすれば、スプリッティングの生じやすさの基盤として強迫性格傾向の伏在を考えるべきではないか、という点である。筆者の知る限り、スプリッティングと自己愛性格、ヒステリー性格、分裂性格（スキゾイド）の関係についての言及はあっても、強迫性格との関係についてはほとんど指摘されていない。しかし、現実に境界パーソナリティ障害でみごとなスプリッティングをおこす人はみな、かなりの程度に強迫性をもった人々である。もっとも強迫性格といっても軽度のもので、強迫的防衛の背景にふつう想定される攻撃性、執拗性がほとんどみとめられず、また、強迫症状へと移行することなく、かりに移行しても自我親和的で、それによって苦しむことはない[10][11]。社会適応としては中か中以上の人が多い。したがってその問題性が本人にも周囲にも（不適応が生じるまで）認知されることはほとんどない。しかし、詳細にみれば「マイルドなスプリッティング」[11]によるとしか考えようのない問題行動や体験が彼らの生活史上に散見される。もちろん、それは精神科医として目くじらをたてて「病気」とみなすほどのことではなくて、先に引用した中井・山口のいうように「超多重人格としての（現代風）精神健康」とみればよいのかもしれない。

精神力動論は心理的防衛パターンとして自己愛性格・境界パーソナリティには否認《デナイアル》を、強迫性格・強迫神経症には分離《アイソレーション》をそれぞれふりあてて区別している。たしかにそれぞれの典型においては右のような力動機制の差異が歴然とみられるものの、しかしはっきりしない場合も少なからずあるように思える。否認と分離は機制として近いのであろう。

その他、臨床医として今一つ論議されてよいと思われるのは、人格がスプリットしているとき、各種の退行的行動が生じる可能性があるわけだが、その衝動抑制《インパルスコントロール》障害の程度はどこまで深くいたりうるかという実地的問題である。すでにわれわれはハイティーンの登校拒否者が母親に対していわゆる家庭内暴力として物理的な力を相当程度にふるうことがあるという事実を知っている。しかし殺人にまでいたった例は、稲村博[7]、若林慎一郎・本城秀次[21]の二つの書物による限り、ないようである。「同一の意識内に並存する人格の準同時的分裂ないし二重化[5]」においては、副人格に衝動抑制障害が生じても、ある一定の範囲内に止まると考えてよいのか。

筆者の知る限りであるが、司法精神医学的には、ヒステリー性意識障害下においては（夜間のねぼけないし夢中遊行症は別として）殺人にまでいたることはないというのが平均的見解のようである。ヒステリー性二重人格下においては、つまりコフート的にいえば水平的分割[13]、筆者流にいえば横割り型二重人格[11]下においては、かりに殺意が生じても行為は抑制され完遂されないとするのが一般的見解のようである。それでは同様に、境界例的二重人格、垂直型分割（コフート）、縦割り型二重人格ないしは左右分離型分割（笠原）においても、退行的衝動行為は殺人にまでいたることはないと考えてよいのか。

このあたりは司法精神医学者の指導を得ねばならぬところであるが、「従来単純に退行という表現で片づけられていた」諸現象を「再度スプリッティングという概念下に捉えなおそう」（舟橋）ということになれば、このあたりまで関心を拡げないわけにはいかない。筆者の刑事鑑定経験からすると、スプリッティング下において殺人が生じる可能性は否定しきれないのではないかと思われる。副人格の行なった行為は主人格によって完全に記憶されており、自分の行為であるという自覚も全くゆるぎないものである。にもかかわらず主人格には遂行したという実感、感情が脱落しており、この脱落は長期に持続する。主人格は、いうまでもないが、整然としており、適応も平均以上によい。しかし副人格が準同時的に出現していた当時の言動は、第三者からみれば、いかにもその人にとって例外的に見える。そういう場合である。主人格をかりに未熟と評するにしても、かつてクレチマー[14]が短絡反応の基盤人格として考えがいたような「一人格としての未熟」とは趣きをことにする、準同時的存在としての副人格のもたらす未熟もまた今日考えられるべきではないか。

文献

（1） Akhtar, S. and Byrne, J. P.: The concept of splitting and its clinical relevance. *Am. J. Psychiat*, 140, 1013-1016, 1983.

（2） 土居健郎「分裂病における分裂の意味」藤縄昭編『分裂病の精神病理10』東京大学出版会、一―二一頁、一九八一年。

（3） Freud, S.: *An outline of psychoanalysis*, Norton, New York, 115, 1949.（『フロイド選集』十五巻、日本教文社）。

（4）Freud, S.: Die Ichspaltung im Abwehrvorgang（1938）*Ges. Werke*（『フロイド選集』十五巻、日本教文社）。

（5）舟橋龍秀「Splitting 概念に関する臨床精神医学的ならびに精神病理学的研究」臨床精神病理、五巻、五一―六六頁、一九八四年。

（6）Gunderson, J. G. et al.: Interface between borderline personality disorder and affective disorder, *Am. J. Psychiat.* 142: 277-288, 1985.

（7）稲村博『家庭内暴力』新曜社、一九八〇年。

（8）笠原嘉「分裂病性幻聴および作為思考の発現機制に関する一考察――分裂病の精神療法に関する臨床的研究」精神神経誌、六一巻、一四八六―一四九七頁、一九五九年（笠原嘉『精神病と神経症』みすず書房、一九八四年に収載）。

（9）笠原嘉・木村敏「うつ状態の臨床的分類に関する研究」精神神経学雑誌、七七巻、七二五―七三八頁、一九七五年（笠原嘉『精神病と神経症』みすず書房、一九八四年に収載）。

（10）笠原嘉『精神科医のノート』みすず書房、一二―一三頁、一九七七年。

（11）笠原嘉「精神医学における境界例の概念をめぐって――分割（スプリット）についての一考察」精神分析研究、二七巻、一―五頁、一九八三年（笠原嘉『アパシー・シンドローム』岩波書店、一九八四年に収載）。

（12）笠原嘉・金子寿子「外来分裂病（仮称）について」藤縄昭編『分裂病の精神病理10』東京大学出版会、一九八一年（笠原嘉『精神病と神経症』みすず書房、一九八四年に収載）。

（13）Kohut, H.: *The Analysis of self*, Intern. Univ. Press, New York, p. 171-178, p. 183-187, 1971.

（14）Kretschmer, E.: *Medizinische Psychologie*, Thieme, Stuttgart, 1922, 1950（10 Aufl.）（西丸四方・高橋義夫訳『医学的心理学』I・II、みすず書房、一九五五年）。

（15）Laplanche, J. et Pontalis, J. B.: *Vocabulaire de la Psychanalyse*, Presses Universitaires de France, Paris, 1967（村上仁監訳『精神分析用語辞典』みすず書房、一七〇―一七二頁、三八九―四〇〇頁、一九七七年）。

（16）満田久敏「内因性精神病の遺伝臨床的研究」精神経誌、五五巻、一九五頁、一九五三年。

（17）宮本忠雄「分裂病の妄想――その日本的特質」精神医学、二一巻、一九七九年（宮本忠雄『妄想研究とその周辺』弘文堂、一九八二年に収載）。

（18）村上靖彦「精神疾患理解の一側面――現象学的接近」（精神病理懇話会日光シンポジウム講演）、臨床精神病理、九巻、七―一三頁、一九八八年。

(19) 中井久夫・山口直彦「二重人格はなぜありにくいか」(高橋俊彦編)『分裂病の精神病理15』東京大学出版会、九頁、一九八六年。

(20) 関忠盛「分裂病性加害妄想について」臨床精神病理、一巻、一九五―二〇九頁、一九八〇年。

(21) 若林慎一郎・本城秀次『家庭内暴力』金剛出版、一九八七年。

(22) Winkler, W. Th. and Häfner, H.: Zum Begriff der Ich-Anachorese beim schizophrenen Erleben, *Arch. f. Psychiat.*, 192, 234-240, 1954.

(23) Winkler, W. Th. and Wieser, St.: Die Ich-Mythisierung als Abwehrmaßnahme des Ich, dargestellt am Beispiel des Wahneinfalls von der jungfräulichen Empfängnis und Geburt bei paraphrenen Episoden, *Nervenarzt*, 30: 75-81, 1959.

(24) 湯沢千尋「人格分裂体験「ジキルとハイド」の体験について――スプリッティングの記述現象学的一考察」(内沼幸雄編)『分裂病の精神病理14』東京大学出版会、一九八五年。

(25) 湯沢千尋「「内省型」再考」(湯沢千尋『内省型の精神病理』金剛出版、一九八六年)。

自殺の臨床的研究（一九七八）
――自殺予防のために――

1　はじめに

自殺の予知予防が残念ながらすこぶる困難であることは、臨床家のよく知るところである。しかし、自殺という悲劇に立ち会うことの多い臨床家としては、いささかでもこれの予防に役だつ知見を得たい。その意味で、なお初歩的であるがこの点についての筆者の見解の要点を述べ、諸家の御批判をあおぎたい。

2　未遂者研究

自殺研究への最初のステップとして筆者がえらんだのは、未遂者の研究であった。[1] 自殺研究という以上、本来ならば既遂例のみを対象とすべきであるが、既遂例を研究しようとする際には、方法論上難点が多すぎる。たとえば、残された資料がいかほど豊富でも自殺が行なわれた当時の状況や心理の再構成のために、研究者は臆測をいくつも重ねざるをえないのがつねである。この点、未遂例を対象とする場合には、自殺企図にいたったプロセスを詳しく当人の口からきく可能性がのこされている。しかし、未遂例の研究をもって直ちに自殺研究と称しうるかどうかには、また問題がある。[2] したがって、一応既遂と未遂の関係はさらに検討を要すべき点としてしばらくおき、さしあたり予備的研究として未遂者研究を行ない、その知見にもとづいて本来の目的である既遂者研究へ慎重にすすむという道をえらんだ。

この予備的研究の対象とされたのは、二三例の自殺未遂例で、すべて精神科の治療中に企図されたものである。したがって、自殺企図以前にすでになんらかの精神医学的診断が示され、精神医学的治療がはじまっていたわけで、その限りでは巷間まれならずみられる突然の、一見理由なき自殺未遂とはことなる。しかしながら他方、いわゆる精神病性自殺、すなわち幻覚妄想にもとづいての自殺や意識障害下に衝動的になされた自殺などはのぞいた。大まかな診断では、分裂病・うつ病・神経症・嗜癖にわたる。年齢的には初回企図時年齢は十八歳から二四歳にわたり、すべて青年期の自殺未遂である。性別は男十四名、女九名である。

これら二三名について、従来からも注目されている未婚既婚の別とか社会経済状態とか教育程度とか体型・既往歴などの項目についてのみならず、さらに立ち入って、予報の有無、予報のしかた、企図の場所、企図の方法、医療への態度、家族の反応、予後、詳細な診断などについても調べた。その結果、少なくとも青年期の自殺未遂には次のような二つの類型が考えられた。

一つは、予報の欠如、準備の周到さ、周囲への綿密な配慮、企図の場所の慎重な選定などにおいて、きわだって冷静な自殺企図であり、その不成功はたまたま不測の事態の介入によるとしかみえないタイプである。

もう一つは、以上のどの点においてもアンビバレンシーが著明にみられ、かつしばしば攻撃的、演劇的色彩を混じ、したがって当然未遂の可能性の高くなるタイプである。

これらそれぞれは、仮に「訴えの少ない、身を隠そうとする」自殺企図、「訴えのつよい、多少ともみせびらかしのある」自殺企図とよばれた。

次に、これら二つの類型について、考察の目を自殺企図そのものから、企図の背景にある疾患にうつした。この場合注目されたのは、詳細な診断名はなにか、疾患の経過上のどの時点で企図がなされたか、企図後どのような経過をとったか、の三点である。企図の背景をなす主要な要因としては、このほかにもたとえば性格ないしはパーソナリティなどという特徴もあるが、なにぶんにも今日の心理学や精神医学の性格論は詳細な記述と比較を行なうにはまだ未熟であるので、このほうはあきらめた。これに比すると、疾患の経過や診断については臨床家の間で一致度が高いし、それになによりも予防という緊急の課題に対処するには、さしあたり診断や経過がいちばん注目されやすい特徴と考えられたからである。

まず、診断についていえば、いちじるしくめだつ特徴として、確定診断のつけにくいケースが非常に多いということがとりあげられた。いいかえれば、何々型分裂病とか何々神経症といったように、典型的教科書的な病像を呈しない例が非常に多い。一般的にいって診断がつけにくいという場合、もちろん観察期間の長短や医師の診断能力といったファクターがかかわるが、この場合には自殺企図後なお何年かの観察においてさえやはり診断がつけにくいケースが何例もあったり、また何人もの医師がそれぞれ診断を確定しかねたりしているのである。たとえば、はじめから破瓜病かヒステリーかきめかね、企図後数年になる今日においても分裂病性の欠陥かパーソナリティの未熟性にもとづく状態かを正確には判定しかねるといったケースや、一時はてんかん圏の病態かとさえうたがわれ、数年後やはり思春期危機とでもいうべき一過性適応障害であったとするのがいちばん妥当であろうと考えられたものの、今日なお同性愛こそ諸症状の根源ではなかったかと疑われるといったケースがその代表である。そのほか、分裂病圏の病像であることは何人にも疑いえないにもかかわらず、一見しての破瓜病的風貌に反して社会適応がすこぶる良好であるとか、典型的に心身両面にわたるうつ症状を呈しつつ同時に嗜癖性が顕著にみられるといったように、診断上ある種の不純性がみられる。こういった諸例のカルテの診断名記入欄には、ふつう歴代の主治医によって何回も診断名が変更され書き直される傾向がみられた。

この傾向はとくに第二の類型ほど顕著であった。第一の類型にもその傾向はみられるものの、大まかにいってこのほうはうつ病圏ないしその類縁状態として一応診断的なまとまりを示していた。

診断とともに今一つ注目されたのは「自殺企図は治療経過上のいかなる時点において行なわれたか」である。これについてもかなりはっきりした一つの特徴が見いだされた。一言でいえば、自殺が行なわれるのは一つのそれなりの安定した状態から別種の状態に移行しようとしていまだ移りきれない「中間段階」においてである。たとえば、妄想幻覚が治療により、あるいはとくに治療によらずに、急速に消褪したあとの内的空虚と無気力感をのこした段階、長い抑うつからやっと解放されかかったがなお三寒四温的な気分変調がつづくといった段階、外勤療法に出ていた分裂病者が医師の予想に反して急に深刻な病識を口にした直後、電撃療法やイソミタールで長い離人状態に一瞬現実感のよみがえりのあった直後等々。

なお、この中間段階性は、第一・第二の類型のどちらにもみられる特徴であった。

最後にこれら二、三の未遂例の予後であるが、現在知りうるかぎりでは二、三例中、その後の企図においてついに自殺に成功したのは三例である（フォローアップの年数は最長十二年、最短八年）。第一の類型では再度の自殺企図は一例にも生じなかった。これに反し第一の類型に属するケースでは約半数に再企図があり、そのなかから三例が死の転帰をとった。一般的にいって、治療関係がつづくかぎり再企図は初回に比ししだいに軽度の、いいかえれば不徹底なかたちでなされる傾向があるが、そのなかからも自殺の成功者が出うるということである。ともすれば、筆者が第二の類型としたものは狂言性演劇性自殺企図として軽視されがちであるが、治療の困難性、再企図の多発性という点からいえば、第一の類型よりはるかに注意されるべき群である。

二、三例の今日における総体的な予後は、最初筆者が予想したよりははるかによい。たとえば、当時境界例的であった青年が三十歳前後から安定し、少なくとも自殺の危険からはとおざかった例がいくつかある。このことからしても、やはり自殺は防がねばならぬと思う。

3　既遂例

以上の未遂者についての予備的研究からえた仮説が、はたして既遂者についてもあてはまるかどうかを検討した。さきにも述べたように既遂者研究には方法上いくつかの難点があるので、ここでは自殺前の病像ならびに経過が筆者自身か筆者の同僚によって十分把握されている例のみをえらんだ。いずれも精神科で治療中であった例で、かつ幻覚妄想にもとづくと思われた例などがはぶかれた点では、上記の予備的研究の場合と同じである。症例数は現在二一例、内訳は男子十三、女子八。年齢構成は十八歳から五四歳におよぶ。この点予備的研究がもっぱら青年期の自殺企図であったのと、若干ずれがある。

(イ) 診断。病像が典型的教科書的でなく診断名を確定しにくいという特徴は、そのまま既遂例にもあてはまる。二一例中主治医によって躊躇なく診断の確定された例は五例にすぎなかった。その内訳は内因性うつ病二、緊張型分裂病一、自己漏洩型分裂病一、離人神経症一であろう。ただし筆者は上記内因性うつ病二つのうちの一つは、病前性格、病像からして典型的なうつ病と思いにくいと考える。自己漏洩型分裂病とは藤縄昭[3]や筆者らが分裂病中の一亜型としてとくに取り出そうとしている類型であって、大まかにいえば境界例の中に入る。また離人神経症が神経症中で難治な特有の類型であることは、諸家の知るところである。

各例のニュアンスをつたえるために、羅列的になるが、のこる十六例について主治医が与えた診断名をそのまま列挙してみよう。

分裂病と神経症との境界例、精神衰弱、ヒステリー性の色彩をおびた緊張病、精神病質か分裂病か、偽精神病質性分裂病、偽神経症性分裂病、単純性分裂病か実存神経症か、スチューデント・アパシー[4]、女性のスチューデント・アパシー、大学生の登学拒否症、思春期危機か神経症性うつ病か、睡眠剤嗜癖を伴ううつ病、自己漏洩分裂病、不安恍惚精神病かヒステリーか、脳萎縮のみられた慢性離人状態、非定型躁うつ病、動脈硬化性精神障害か慢性軽うつ状態か分裂病の欠陥か、脳波異常のみられる難治うつ病、未熟なパーソナリティによる性格神経症、転換症状のみられるアルコール中毒、ヒステリー性うつ病等々。

ちなみにスチューデント・アパシー[5]とは学生に近時しばしばみられる一種のパラノイローゼとして筆者の注目している類型で、もちろん従来の教科書的記述にはない。しばしばうつ病や単純性分裂病とまちがえられる。ふつう男子の神経症であって、女子にはまれである。

以上から、自殺者のもつ一つの特徴として、あるいは少なくとも一部の自殺者の特徴として、診断の非典型性ということがとりあげられるのではないか、と思われる。

この問題点を逆の例から検討するため、典型的なうつ病例一〇二例の予後をしらべてみた。いうまでもなく自殺観念の高率にみられるのは、うつ病だからである。ここで典型的としたのは、病前性格、発病状況、症状（自殺観念をふくむ）、治療への反応のしかた、経過、予後等の諸点において、おそらく学派をことにする諸家によっても診断上の不一致をみないと思われる例である。内訳は、テレンバッハのいうメランコリー親和型性格の上に生じた単相性うつ病と、循環性性格の上に生じた両相性の循環病からなるが、数の上からいえば圧倒的に前者が多い。年齢は二四歳から五八歳にわたり、男女の間に差はない。フォローアップは今のところ最長十五年、最短四年である。治療は再発時もできるかぎり筆者が行なった。

現在のところ、一〇二例中再発したうつ病相において自殺の成功をみたのが一例、自殺未遂一例、当人は否定するが自殺未遂のうたがわれるもの一例である。これがパーセントとして高いか低いかは、もっぱら一〇二例の再発うつ病相数との関連においてとらえられるべき問題であるが、この点についての正確なデータはフォローアップによっても必ずしも十分にはえられないため、なんともいえない。ただ典型的病像を呈するうつ病者には、自殺はそれほど生じないということはいえるのではなかろうか。

もっとも、この一〇二例のうつ病には特色が二つある。一つは再発病相の大半が筆者の治療下にあったということ、いま一つはメランコリー親和型性格に由来するうつ病がほとんどであるということである。しかし筆者の治療がとくに平均以上に入念であったということはないし、また今日のうつ病像の大半はこの類型であると思われるので、一般のうつ病の場合をここから類推して大きなまちがいはないと信じる。

4　中間段階性

診断名とならんで、いま一つ検討されたのは、経過上のいかなる時点において生じたか、であった。この点も大体既遂者の場合に妥当する。大体といったのは、既遂の場合、どうしても理解しつくせない部分が多少とものこるからにほかならない。

ここでもめだった特徴を羅列的に述べたい。妄想幻覚の急速な消褪後の一見無気力な状態において、分裂病者で社会復帰療法に入り病識の出没しはじめた時期において、外勤療法に失敗し院内療法へもどった時点において、精神療法導入に成功し内面への関心が喚起されだしたころに、長い抑うつからの軽快期の不安定な時期に、退院間近のアルコール中毒者（非典型）に。また外面的な出来事としては、家族成員の移動のあとに（同胞の結婚等）、外泊からの帰院直後に、退院をひかえて、入院中の患者の、あるいは友人の自殺につづいて、日常の病棟生活とちがったスケジュールの日に（運動会とか遠足とか）等々。

以上、未遂例の場合ほどにははっきりしないが、やはり病的状態とはいえ、一つの安定した状態がなんらかの仕方でくずれたとき自殺がおこりやすいという印象をつよくもつ。そもそも臨床家としてのわれわれが典型的病像として知っているパターンとは、病的とはいえかなり多くの人にみられる、それなりの安定性をもった状態のことであろう。たとえば、うつ病といえば一つの、あるいは二、三のパターンがわれわれの脳裏にあり、それにしたがって診断をきめ、あるいは他の可能性をうたがったりしているわけである。昔からうつ病の自殺が生じやすいのは病初期と軽快期においてであるという定説があるが、病初期も軽快期もともにそれなりに安定したうつ病像がいまだ十分形成されない時期、あるいはそこから脱却しつつもなお健康へといたりかねている時期という意味で、ともに中間段階であり、うつ病としては非典型像の示される時期である。しばしば、うつ病の重症期に自殺が生じにくいことの説明として、重症期には抑制がつよいからであるという常識心理学的説明がなされてきたが、筆者はそのような見方には与しない。抑制が軽度でも典型的なうつ病像を呈する期間には自殺は生じないのがふつうであるし、慢性うつ病者において抑制がなお強い場合にも自殺企図はおこりうるからである。

うつ病とならんで自殺が問題になることの多いのは、分裂病と神経症の境界例であるが、これまたいまだ万国共通の診断名となりにくい非典型性中間性をもった病態であることはいうまでもない。

ところでこの中間段階性は、第一に述べた診断の非典型性とおそらく表裏の関係にあるであろう。たとえば診断上境界例とか、ヒステリーか分裂病かわからぬ例とか、神経症か精神病質かわからぬ例とか、うつ病か分裂病か、うつ病か神経症か、さらには神経症かそれともそもそも精神医学的治療の対象とされるべきでない様態なのか（たとえばスチューデント・アパシーとか青年の実存神経症とでもいうべき状態）が問われるということは、いいかえれば、その病態が経験的に知られる典型像から離れた中間段階に比較的長期間にわたって止まっているということであろう。それらはより長期の経過においてどちらかに決定できる状態にいたるという場合も少なからずありうる。もしそう考えれば、第一に述べた診断の中間性非典型性と第二に述べた経過上における中間性とをあわせて、次のように定式化してもよい。すなわち、自殺は、健康から病気への方向であれ、病気から健康への方向であれ、ある安定的状態から次の安定的状態へと移行途中の中間段階において、生じる危険がたかい、と。このことを標語的に表現するため、かつて筆者は自殺の谷間説という言葉を用いた。

筆者の知るかぎり、同種の指摘は文献上あまりない。ただフロム－ライヒマンがうつ病論の中で自殺の問題にふれ次のようにいっている。

われわれの見解では患者が習慣的な抑うつ性の統合パターンを放棄する状況の中にあって、なおかつなんらかの心理的安定と満足とをもたらしうる代理的状況を発展させえないとき、自殺の危険がある。

と。これはうつ病について言われたことであるが、精神病理全体に敷衍して言えることであろうというのが、筆者の見解である。

5 付記

この小論で述べたいと考えた要点は以上につきるが、自殺予防の観点から二、三つけ加えておきたい。自殺は、さらに微視的にみれば、多様な要因がほとんど偶然的といってよいようなしかたで重なりあったある時点においてのみ生じるように思われる。それゆえにこそ予測がきわめて困難なわけだが、しかし逆にいえば、その時点さえやりすごさせることに成功すれば、少なくともその時の自殺は回避させうる。自殺予防上の実際的努力は、結局これをいかに万人に応用可能な型で定式化するかにあるのではなかろうか。

つぎに、自殺は皮肉なことにも、治療濃度の高い病院において、あるいは治療に熱心な医師の受持患者のなかから、かえっておこりやすいのではないか。いうまでもなく、すべての治療は病的安定をこわし健康へと志向させようとする努力である以上、上述の筆者の述べた中間性・谷間性を不断につくり出すところがあり、つねに自殺の危険はつきものであるということになる。とくに個人的精神療法は、精神病者に関するかぎり、つねに危険をあわせもつといっても過言ではないように思われる。

6　結　語

自殺予防という難問へのささやかな寄与をめざして、精神科治療中の患者に生じた自殺未遂例と自殺既遂例について考察し、この種の自殺に関するかぎり、「健康から病気への方向であれ、病気から健康への方向であれ、とにかくある安定状態から次の安定状態へと移行する途上の、いわば中間段階において生じやすい」ことを主張した。精神科的治療の枠外で生じる自殺についてもこのことが妥当するかどうかは、機会を得て検討しなければならない。

文　献

（1）笠原嘉「青年の自殺未遂者についての精神病理学的一考察」（高坂正顕・臼井尚二編『日本人の自殺』所収、創文社、一九六六年）。
（2）Stengel, E.: *Amer. J. of Psychiat.* 118, 725. 1962.
（3）藤縄昭「自己漏洩型分裂病について」（土居健郎編『分裂病の精神病理1』所収、東京大学出版会、一九七二年）。
（4）笠原嘉「現代の神経症――とくに神経症性のアパシー（仮称）について」臨床精神医学、二巻二号、一九七三年。

(5) Fromm-Reichmann, F. et al.: An Intensive Study of 12 Cases of Manic-depressive Psychosis., D, M, Bullard (ed.) *Psychoanalysis and Psychotherapy*, The University of Chicago Press, Chicago, 1959, p. 255–256.

境界パーソナリティ障害（ＤＳＭ）研究の昨今（二〇一二）

——文献紹介を中心に——

本書に再掲していただいた私の三十年前の論文（一九八一）では、症例報告は主として精神病と神経症の境界領域が中心で、米国精神医学がＤＳＭ－Ⅲにおいて（一九八〇）Axis Ⅱの一つとして取り上げた「境界パーソナリティ障害」は従として扱われたにすぎなかった。言い換えれば、Axis Ⅰの中の軽い統合失調症症例あるいは重い神経症症例に重点があった。この意味での境界例はもちろん今日もあるのだけれども、日本でも米国でも、概念として新味がないからか、ほとんど注目されない。私のように「外来統合失調症」の中の重要部分としてそれを重視し、外来クリニックが扱う大事なレパートリーと思っている精神科医は残念ながらそんなにいない。今日、かなり有効な抗精神病薬を手中にしたおかげもあってか、統合失調症でも（かつて不可能とされた）精神療法にとって不可欠な医師患者関係の構築も決してまれではない。日本の健康保険制度、自立支援制度もプラスに働いている、というのが私の解釈である。外来統合失調症については最近別のところで少し書いたので（「クリニックで診るこのごろの軽症統合失調症」、笠原嘉『外来精神医学という方法』、二〇一一、一五九頁）、ここではもう一つのＤＳＭの第二軸の境界パーソナリティ障害に焦点を絞る。

「まえがき」でも書いたように、その時代を生きた精神科医の一人として私もＤＳＭのいう「境界パーソナリティ障害」に何例も出会い、その治療に苦労した。思い出すと、最初に出会ったのは知人の令嬢で、昭和四十年前後のことだった。その二二歳の女子大生とその両親に対して私も、多くの練達の精神療法家がそうであったように、何とかして助けてあげようと意気込んだ。しかし、家族への、とくに母親への依存と攻撃には手を焼いた。頻発するリストカットを初めて見て、文献を調べた。米国のローゼンシュタールという人の論文（一九七二）が最初だったのではないかと記憶する。整然とした彼女と退行し行動化《アクティング・アウト》する彼女との落差に驚き、以来スプリッティング（人格分割）という心理機制に改めて関心を持った。そして整然としたときの彼女にも神経症の人とは一味違う未熟さのあることが気になった。この人たちの今日はどうか。

私自身年齢を重ね、仕事の中に管理職の度合いが増えるにつれ、境界例的なケースに本格的に関わることは無理になり、いきおい患者も少なくなり、文献も読まなくなった。もっぱら私の場合、のちに紹介する成田善弘氏一派にこのテーマは任せきりで来た。彼の能力と業績はよく知られている。ここでは、私自身しばらくＤＳＭの「境界パーソナリティ障害」から関心を外していた罪滅ぼしに、内外の論文の中から注目に値すると思う二、三を選んで、紹介を試みたい。

1　米国のガンダーソン（二〇〇九）の総説

最初に引用したいのはＪ・Ｇ・ガンダーソンの総説である。[1] この人は最近もときおり境界例についてまとまった総説を書いている。ＤＳＭ以前から文献上で知っているが、この人の書くものはどれも中庸で信頼できる感がある。いくつかある米国論文のなかから、「境界例診断のオントジェニー」（二〇〇九）と題する彼の論文を選びたい。そこには「一九七〇年まで」「一九七〇―一九八〇年」「一九八〇―一九九〇年」「一九九〇―二〇〇〇年」「二〇〇〇―二〇〇九年」「現在」と時代別に六つの章立てで述べられており、境界例研究の背後にある、ＤＳＭ下で展開された米国の臨床精神医学の動向も要約されている。時代を実感できるよい論文である。

1　一九七〇年まで

もっぱら精神分析家の時代で、分類は「分析が可能かどうか」で分けられていた。神経症は分析可能であり精神病は分析不能だった。境界例はその中間の、分析治療の難しい患者を現わす分析家同士の非公式な言葉にすぎなかった。

ところが一九六七年、カーンバーグは「境界パーソナリティ構造」を提唱し、ここに原始的防衛機制（分割、投影的同一視）、アイデンティティの混乱、現実検討力の失墜という精神病理を見出した。そして彼はこの難しいケースも分析可能だと主張した。同じころマスターソンは「境界例青年」という言葉を使って（一九七二）、「幼少時の貧しい親子関係」と当時の影響であとあとまで残る「見捨てられ抑うつ」を指摘し、それを克服させるための分析的な長期にわたる積極的治療を提案した。彼の書物は成田善弘と笠原によって比較的早く（一九七九）翻訳され、また彼自身セミナーを日本で開催するため気軽に来日するなどして、われわれの初歩的な境界例研究をサポートしてくれた。米人にしては珍しく少しシャイなところのある人で、それゆえにわれわれには付き合いやすかった。

この時代は境界例の診断基準にはまだまだ疑問符が付けられていたが、精神分析家のした重要な治療上の寄与には後々にも残るものがいくつもあった。たとえばstable in instabilityなど。これらはいち早く日本にも紹介されていた。

2 一九七〇―一九八〇年

米国のこの時代は精神分析に代わって記述的精神医学と精神薬理学が力を得た新しい時代だった。記述学の先駆は、笠原の一九八一年の総説でも紹介したグリンカー（一九六八、一九七五）だった。本書の一六頁にある。これがDSM-Ⅲ（一九八〇）の「境界パーソナリティ障害」の新設につながる。

もはや、それは統合失調症とはつながらない。それどころか、この患者は精神病的でさえない。しかし自殺に走りやすいし、入院させると離院しやすい。はなはだ取り扱いにくい患者であった。その結果どうしても蔑視的な記述になり、そのために関係者の好意的理解は阻まれる。この年代、併病名として挙がる「うつ病」との関係がひとしきり論じられた。ただし、後に論じられる両極性うつ病ではなかった。

一九七〇年代の治療論文は多数に上るが、総じて精神分析の、それもソフィスティケートした技法による、しかも驚くほどの忍耐でなされるものに人気があった。話題は治療中に生じる治療者の陰性転移、逆転移に集中した。これについてもカーンバーグが一九七七年に、患者のマゾヒスティックな性格構造に潜む無意識の憎悪など、患者サイドの悪しき動機に拠るのであって、あながち精神分析家の失敗といえない、といって注目を浴びた。

3　一九八〇―一九九〇年

この十年間はＤＳＭに基づいて計量精神医学的な検証論文がしきりに発表された年代である。境界例についても一九八〇年まではわずか十五編だったが、次の十年には二七五編の論文を生むにいたった。これらは境界パーソナリティ障害が内的に一致した、ほかの精神病と違った経過を示すことを示した。また薬物の効果も、カルママゼピンやアミトリプチリンやリチウムなどいろいろな薬物に対して中庸の、必ずしも一致しない結果を示した。

うつ病との関係はそれほど密接な関係はない、という結論になった。それよりむしろＰＴＳＤが話題に上った。それも記述学的特徴よりも原因論的考察に関心が向けられた。そして女性患者にこの診断を使う男性医師はネガティブな性差別をその裏に隠している、とまでいわれたのだった。

治療例はこの時期、成功例も失敗例も数多く報告され、その結果、境界例の治療にとって「してはよくないこと」が明らかになった。つまり治療者にこれまで求められてきた中立性、受身性、逆転移への注目などはむしろ害があるとされた。カーンバーグ対アドラー、コフートの討論を経て、重要なのは結局「共感と支持」だという考えが広く受け入れられることになった。

全体としては、境界例という診断名がいちじるしく蔑視的だということになり、研究者の中には「さしあたって患者を境界例と呼ばないことにしよう」という論文を書く人さえ出た（ヴェラン、一九九二）。

治療上の大きな変化が起きた。「どうすればよいか」よりも「どうすべきでないか」を知った以上、それに合わせて治療法を変えるべきだということになった。たとえば入院治療について、患者は偽りの症状を作っていたずらに入院治療を求めるのではなく、彼らは病院の保護的、支持的機能によって救われることを知っているので、なんとしても入院したがる、と考える。そうである以上、個人療法に加えて当然、集団療法、家族療法、薬物療法を加えることにやぶさかであってはならない。要するに、リハビリも含めたプラグマティックな多様なアプローチへと、静かに移行していった。

4　一九九〇―二〇〇〇年

この十年は生物学的パラダイムが精神医学を支配し始めた時代である。そのことは次の言葉に集約されている。「もし境界例が薬物療法で治癒したら、それはほんとに境界例なのか」（クロニンガー、一九九三）。これに呼応するかのように二つの精神生物学的概念が生まれる。アフェクティブ・ディスレギュレーション、ビヘイビオラル・ディスコントロール（シルヴァー&デイヴィス、一九九一）。この延長上で境界例は衝動スペクトラム障害の一種か（リンクス、一九九九）、感情統制障害の一種か（リネハン、一九九三）という説が生まれる。

ＰＴＳＤとの関係の解明も少し進歩した。併病率は三〇パーセントくらい。幼児外傷の既往歴なしにも境界例は発病する。治療的には境界例を幼児外傷の犠牲者として扱うとかえって悪くなる。幼児外傷、とくに性的な外傷が境界例にはあるけれども、原因連鎖の中に数えるほどのことではない。

もう一つ、双極性障害との関係が話題にのぼった。すでに境界例と双極性障害とは「衝動コントロール障害」と「感情的不安定性」の二点でオーバーラップすることが指摘されていたが、アキスカルの双極ii型（一九九九）以来軽躁も含めての話題になった。しかし、境界例には気分調整剤の効果が今一つはっきりしないし、神経生物学的にも明確な所見がないので、今のところペンディングだという。

こういう生物学仮説が人目を引く一方で、心理療法としてはハンガリー生まれの心理学者・精神分析家、フォナジーが一人気を吐いた（一九九五）。彼女は今までのウィニコットやボウルビーの発達心理学的仮説と似て、幼少期、養育者が子供の心をどれくらい柔軟性をもって察知し養育したか、を問題にする。境界例に見られる障害はこの時代に学ぶべき「自分を知り他人に共感する能力」（mentalize の能力と彼女はいう）に不備が生じることに関係するという。原書を読んでいないので多くを語ることはできないが、自他の問題は人間学の問題でもあり、われわれにとっては新味を感じられないが、ガンダーソンのこの総説の中にも何度か出てくるから、流行の心理療法なのであろう。八年後にはフォナジーの発達理論を踏まえた境界例専用の Mentalization-based 治療が提案され、英国の病院で検証済みであるという。

もう一人、心理療法家としては弁証法的行動療法（ＤＢＴ）を提唱したラインハンがいる（一九九三）。ＤＢＴのことは市田勝による短いが要を得た紹介がある（市田勝「Linehan, M. のＤＢＴ」、成田善弘編『境界性パーソナリティ障害の精神療法』、金剛出版、二〇〇六、三六頁）ので、ここでは省略したい。行動療法だから治療者はむしろセラピストであるよりもコーチであることはよく理解できるが、ガンダーソンはラインハンの勇敢で、カリスマティックで、伝統的な精神分析やその他の心理療法に反対する強さなしには、その成功はなかったに違いないと結んでいる。

5　二〇〇〇―二〇〇九年

この十年は、現有のＤＳＭ診断システムにおいて併病性（comorbidity）を丹念に探る努力と同時に、新しい神経生物学的ないし遺伝学的技術の開発が目指された時代だった。境界例研究にとっては、いくつかの「親の会」によって、そしてまたスイスの一遺族によって作られた研究ファンドに刺激されて、新しい時代に入った。

この十年、境界例にとって決定的な二つの成果が報告された。一つは昔から北欧が得意とする疫学調査（二〇〇〇）が境界例の遺伝性を明らかにし、驚くべきことに一卵性双生児の一致率を六八パーセントとすることによって、進行中の幾多の環境因研究を無効にし、「脳疾患」とする可能性に道を開いた。もう一つは境界例の長期追跡調査で、ＮＩＭＨ（米国精神保健研究所）のファンドによるそれが、二つとも意外に「予後の良い」ことを証明した。マックリーン病院のザナリニの研究室は六年の追跡調査（二〇〇三）、十年の追跡調査（二〇〇七）を発表し、以来ザナリニたちはこの病気を「予後の良い脳疾患」とさえ呼び始めた。

治療に関してはＡＰＡ（アメリカ精神医学会）が境界例に関する治療のガイドブックを発行した（二〇〇〇）。とくにこの期間特記すべき治療成果があったわけではなかったが、さきにも述べたように「してはならないこと」が明らかになったからである。中心の役割を演じるのは依然として精神療法家だが、患者本人を協力者として位置づけ、プライマリーケアの医師や教育者や家族の助けを仰ぎ、その上薬物療法も躊躇なく使うというものになっている。境界例に関する精神分析家の著作はこの十年に眼に見えて減少した。ただカーンバーグ一派の人がかっての『転移に基礎づけられた精神療法』の改訂版を出したくらいである。逆に非専門家向けの書物の出版は一段とエスカレートした。

6　現　在

この論文の冒頭にも述べられていたことだが、ホワイトハウスは二〇〇八年四月に声明を発表し、毎年五月を「境界パーソナリティ障害月」にすることを承認したという。境界例は世間から偏見で見られ、専門家さえ治療を避け、ときにはあからさまに拒む。研究者も一昔前に比し少なくなり、とくに若い研究者が関心を示さない。若い研究者を育てるための教育システムも発展していない。研究費も他の精神疾患のそれに比し、著しく少ない。非専門家向けの書物が増えていることからも、この障害者が精神保健サービスを利用する頻度が一層高くなっていることが想像できる。そのコストはまだ計算されていないが、離婚、喧嘩、育児放棄、虐待、性問題を考えるだけでもその膨大さは想像できる。まだ両極型気分障害、反社会性パーソナリティ障害との関係は十分明らかになっていないが、境界例障害の特徴は結局のところ「対人関係性」にある。

2　救急部の看護師への講義――鈴木茂著『人格の臨床精神病理学』（二〇〇三）[2]

日本にも境界例の研究書はあまたあるのに、本書を選ぶのは著者が中京に長くおられる方ということもあるが、救急部の看護師への二〇〇二年の講義として時代に先駆けていると思うからである。

そしてもう一つ。本書の第五章の題名が示すように「二定点観測」として境界例の二十年の変化を追跡していることもある。日本では北欧などのような大規模追跡調査は難しいから、定点を決めて十年か二十年をおいて比較するという方法が一番実際的だろうと私もかねてから考えていて、一度軽症うつ病の調査がさる大学病院外来において十年間隔で行なわれたことがある（「昨今の抑うつ神経症について」、笠原嘉『精神病と神経症』みすず書房、一九八四）。氏のこの章に魅かれた所以である。

さらにいえばもう一つ別の理由がある。それは彼が精神分析家でないからである。彼はどちらかというと人間学的精神病理学の人である。日本の精神療法の系譜には他国にないこの流れがある。フロイト、ユング、森田、ロジャース以外に人間学派がもう一つある。一九七八年に始まった日本精神病理・精神療法学会は発足当時から精神療法を重要な半身にしてきた。これは日本だけのことだと思う。

第一の講義は一九八一年のもので医局の若い医師に対するもの、第二のそれは二〇〇〇年の看護師対象のもの。第二の講演を依頼してきた夜間救急部門の看護師は異口同音にいう。「職務上これらの患者さんの応接から逃れられない立場にいる。夜間にしばしば不確実な自殺企図や自傷行為でやってくる。忙しい救急外来に頻繁に電話をかけてきて自分の話を聞いて欲しいといい、一旦看護師を捕まえると容易には離さない。焦点の定まらない訴えや簡単に答えの出ない質問を連発させて、返答に窮する。とはいえ可哀想に思えるところもあるし、突き放すとまた無茶をするかもしれないので、こちらから電話を切ることに不安を覚える。長電話になり、業務に支障をきたす。救急部門の医師は「またかよ」と不機嫌になり、精神科へ電話すると「その患者の夜間電話はつながないでください」とそっけない。いったい私はどうすればよいのか」。

それに対する著者の二〇〇〇年のアドバイスはすでに具体的である。伝統的な看護教育の言う共感的な治療は境界例患者に対するとき無効あるいは有害なことが多い。言葉や感情よりも行動を重視し、行動によって医療者側の意思を示す。たとえば、リストカットや胃洗浄のとき、同情や反感抜きでテキパキと処置する。「この機会を利用しての」説教は百害あって一利ない。そもそも「察してあげる」のは境界例の彼(女)らにはよくない。そうするとその感情を固定化してしまう。心底腹が立てば、率直に腹を立ててよい。喧嘩のあとの仲直りは彼(女)らの得意とするところだ。現代のストーカーのように陰湿でないところが彼(女)らの美点である。

彼(女)らの考え方や感じ方は比較的単純なので、パターンを知れば反応を予測できる。その一面的な見方を多面的にする練習を手伝うと考えればよい。感覚の断片にすぎない陳述を然るべき文脈や時間空間の秩序の中に置きなおして、彼(女)らの経験になるよう指導する。端的にいえばこちらはつねに常識に則った、一貫性のある、率直な態度を続けるのが一番よい。

これ以上は氏の著作を直かにお読みいただきたい。ここで看護師の講演を特に取り上げたのは、境界例の知識は医師を超えて一般に広がらねばならない時代に来ていると感じるからである。看護師の教科書などもそろそろ旧態依然から変貌して、あたらしくならねばならぬ時代に来ていると思うからである。

最後に、いつからこういう変化が起きたか、という問いに対しても著者は明確な返答を用意している。鈴木の述懐としては、共感と受容が境界例治療に有害だという治療対応の変化は一九九〇年を境に起きた。それは社会的に学級崩壊や校内暴力に慢性的にさらされていた教師がこの現象は一介の教師の能力を超えた問題だと明言したり、法曹者が少年非行についてもはや「やさしさ」を強調するだけでは無理で、やはり自己責任、自己規律を、と思い始めたのと軌を一にする、と氏はいっている。

3　成田善弘の境界例研究

この人は私のもっとも身近にいる境界例研究家であり精神療法家である。そしてほとんど私と意見を同じくしている。内科・外科をもつ市中の大病院の一人精神科医として、まだそういう言葉もないころから手探りでリエゾン精神医学をやったような経歴の持主でもある。単なるアームチェアー精神科医ではない。教育分析を受けていないから自分では精神分析家ではない、と思っているかもしれないが、世の中は面白いもので、彼に精神分析学会会長の職をわりふった。もっとも、われわれと同門の小川豊明氏（名大保健体育センター）によるとフランスあたりでは笠原級（?）の人がみんな大きな顔をして精神分析者を名乗っているらしい。それなら、成田氏なら分析家を名乗って全く問題はない。

表1　境界例に対する私の姿勢の変化

①救助しよう
↓
②治療しよう
↓
③対処しよう
↓
④援助しよう

彼は早くから精神療法に関する書物を書いた。一番はじめは『精神療法の第一歩』（診療新社、一九八一、新訂増補、金剛出版、二〇〇七）[3]という小冊子だった。精神分析家ならざる、ごく普通の精神科医にできる日常的なそれを説いた。この小冊子は生物学派の人にさえ好意をもって迎えられた。その後も『精神療法を学ぶ』（中山書店、二〇一一）[5]まで数冊の書物はすべて同じスタンスで、要するに普通の精神科医のためのものである。この人のすべての著作を見ていると、彼が最初は強迫神経症、ついで境界例研究を通じて大成した過程がよく見える。近著『精神療法を学ぶ』にも第二章「強迫神経症との関わり」につづいて第三章「境界例との関わり」があるくらいである。私もそうだが、彼も一九八〇年くらいから後は「行動化のあるケース」について苦労しながら学んだのではないか。結語の章で述べることだが、われわれは境界例の行動化の治療を通じて、精神療法家として成長させてもらったのではないだろうか。

成田の書物はよく知られているし読みやすいから、ここでは紹介はしない。一つだけ彼が新著（二〇一一）のなかで掲げている表（境界例治療における私の姿勢の変化）を借用しておく（表1）。これをみると、ガンダーソンの論文の述べるところとおどろくほど一致している。洋の東西を問わず、その進歩の仕方は同じなのか。あるいは、米国が生物学研究にウエイトを置き精神病理学を軽んじている（?）うちに日本が追いついたのか。

日本の水準を示すものとして牛島定信編集『境界性パーソナリティ障害――日本版治療ガイドライン』（二〇〇八）[6]がある。これには日本独自の漫画版さえ作られている。漫画がどれくらい精神病理の理解に役立つのか、試金石であろう。成田善弘編集『境界性パーソナリティ障害の精神療法——日本版治療ガイドラインを目指して』(二〇〇六)[4]も二〇〇三年の厚生労働科学研究事業の一環として行なわれた牛島班の報告書である。これには成田のグループが全員で参加している。

4　結　語

1　適切な距離

「まえがき」でも書いたが、私は一九五五年ころから「分裂病(統合失調症)への精神療法」の可能性を探るという難題を指導教授からもらい、四苦八苦した。どうしても軽症で、口数も反応もある症例を選びがちで、治療家は過剰に関与しがちになった。こういうとき、表現力のある「境界性パーソナリティ障害」も当然格好の対象になった。典型的な入院分裂病の場合はこちらが接近し過ぎると彼らの方が扉を閉ざすので、医師患者関係が近くなりすぎることはなかったが、外来で扱える境界型パーソナリティ障害となるとそうはいかない。医師患者の間の距離が崩れやすい。しかも「知人の紹介患者」という難問がこれに加わった。さらにいえば、世は挙げて「やさしさ強調」の時代だった。精神科の診察室での医師患者関係を危うくする条件がいくつか重なっていた。

まもなくその非に気づいた私は精神病の精神療法に関してだが、「適切な治療距離」(proper distance)という概念を先人の文献から借りてきて強調した(「精神療法一般の治癒機転」「精神医学」9、一一七三—一一七八頁、一九六七)[7]。しかし実際は精神病より一見コンタクトの取りやすい、それでいて近づき過ぎて、行動化を誘発する境界例での失敗経験によるものだった。

もっとも、この「距離」には「相手への尊重」という心理的姿勢が底になければならない。どのような例に対しても苦しさに耐える彼らへの「畏敬」、もし条件が少しだけ違えば私もまた彼らと同様の苦しさを味わったであろう運命についての「思い入れ」などを含んだ「距離」である。境界例治療経験四十年の総括として、諸家の意見を「適切な距離」という言葉でまとめたいと思うが、どうであろう。

2　リストカット

リストカットについてガンダーソンが上記（二〇〇九）の総説の最後にサマリーのようにして次のように書いている。

現代精神医学にとって境界例の患者こそが、今日成長し続ける生物学的知識によって危機にひんする領域の重要性を、すなわち心（マインド）の重要性を、維持する主要なコンテナーになった。たとえば、リストカットがなされるとき、まずその行為は耐えがたい心の痛みを体の痛みに換え、人の目にふれやすくし、かつ神経ホルモンの放出を容易にするとわれわれは解することができる。この行為はまさしくフォンジーのいうmentalizeする能力の破綻、すなわち自分の感覚と他人の感覚を一緒に心の中にもつことの破綻と考えることができる。そしてこういう考え方を進めると、彼らの感情の激しさ（ないし耐えがたさ）が遺伝的な素地を持つであろうことを想定する方向へ進むに違いない。しかし、こういう考え方は自傷には自罰という側面のあることを見えなくしてしまう。自分を「悪」とする歴史的に長い認知を反映した厳しい自己判断と関係することをも見逃されてしまうだろう。さらに、この悪の感覚が家族という文脈から発したと理解できるなら、自傷の背後にある原因連鎖の中の環境因に、われわれは少し深入りしないわけにはいかなくなるだろう。そしてわれわれもまた理解し始めることだろう。個人の生活経験を意味深く独特であることを可能にするような物語がその人にはあり、それをその人が、いかほど自分を悪と考えていようと理解し受け入れることができることを、われわれは理解し始めるだろう。

今や境界例は、心理社会的介入がプライマリーな治療手技である唯一のメジャーな障害領域になった。個人の関わりに関心をいだき、患者との関係のなかで自分を観察し、さらには自分を治療的道具として役立てたい。そう思って、精神科へ入ろうとしているレジデントは、自分の意気込みを生かせる場所をここ以外にはおそらく発見できないだろう。そしてやがて、この障害をもつ患者の治療に深くかかわるレジデントやその他のメンタル職の人に期待されることになるだろう。自分の治療的技術を誇りとし、忍耐と共感のなかで得た自分の成長を誇り、そして彼らの患者に対してはその生涯を一変させるような役割を体験することになるだろう。

ガンダーソンのこの述懐は米国の非生物学派の本心ではないか。日本の私などにもよく理解できる。精神療法に関する限り米国は依然として大国である。精神療法の再生を期待するや切なものがある。

3　成田の精神療法、笠原の小精神療法

境界例研究から（とくに治療論から）得たものにはいろいろあると思うが、私は次の点が一番大きいように思えてならない。精神療法一般が極端な洞察療法であることを止め、ある程度の修練さえ積めば、多くの精神科医さらには精神保健関係者にさえ使用可能な常識重視の精神療法に変化してきたことにあるように思えてならない。そのことは日本版ガイドライン作成の班長であり著者でもある精神分析家、牛島定信氏の序文中の言葉にも示唆されているし、同じくガイドラインの「精神療法」を担当した書物の成田氏の序文にもっとはっきり「基本的には力動的だが、必ずしもそれだけにとらわれない精神療法

のコモンセンスを伝えたい」とある。

要約すれば、適切な医師患者間の距離を取り、常識を重視する。医師が中心になるとはいえ、薬物療法のみならず、行動療法やデイケアなど利用できるサポートを無理なく活用する。そういう変化は、精神科の医療が密室から外へ出ていくという時代の流れにも呼応するのであろう。

私はかねてから診察室での「小精神療法」と称して、健康保険制度下にある日本の精神科の診察室で、精神科医である限り誰でもおこなえる普通の「面接」の精度を高めることを求めてきた[8]。精神分析のみならず森田療法も行動療法も原理は換骨奪胎して使う。一方では生物学的な進歩を薬物療法としてできるだけ受容し、他方医師患者関係を重視し、基本的には客を座敷で遇する気持ちで、悩める存在としての病人への敬意と礼儀を失わず、しかし万人平等の健康保険の精神を尊重し、一人十五分程度を超えない時間配分とする。早急な治癒をねらわず、経過が長くなろうとも街角でいつまでも付き合う。薬を呈する手はそういう医師の手であることを理想とする。面接は一種のドラマと見立て、できるだけ起承転結をつける。

これは統合失調症の治療からと同時に、境界例の治療から得たものでもある。私が研究者というより教師として発想したものである。

ここで一つお願いがある。精神療法家のみならず、そういうことは不得手と決めつけてこられた生物学派のドクターも臨床医である以上、「小精神療法」の切れ味を試して下さらないか。そうして下されば、ドクターの教えを受けた新人もまた生物学のみならず精神療法にもおのずと関心をもつに違いない。かくてガンダーソンが案じた境界例への新人の不足という（わが国にもありうる）心配も多少は解決される道が開けないか。

そして、口幅ったいが、ドクターご自身が一仕事終えて、六十歳くらいからクリニックを開設なさるときのご準備にもなろう。意外に高齢でも外来精神科医は役に立つ部分をもつことを自分の経験を通じて思う。こちらが成熟するのであろうか。では、人間の成熟とは何か。精神科医として考えることは尽きない。

文　献

（1）Gundersọn, J. G. : Borderline Personality Disorder. Ontogeny of a Diagnosis. *Am J. Psychiatry* 2009, 166, 530-539.
（2）鈴木茂「第五章　境界例患者の二定点観測」『人格の臨床精神病理学』岩波書店、二〇〇三年、八五―九八頁。
（3）成田善弘『精神療法の第一歩』新訂増補、金剛出版、二〇〇七年。
（4）成田善弘編『境界性パーソナリティ障害の精神療法』金剛出版、二〇〇六年。
（5）成田善弘「第三章　境界例との関わり」『精神療法を学ぶ』中山書店、二〇一一年、五九―八六頁。
（6）牛島定信編『境界性パーソナリティ障害――日本版治療ガイドライン』金剛出版、二〇〇八年。
（7）笠原嘉「精神療法一般の治癒機転についての一考察」精神医学9、二七三―二七八頁、一九六七年。
（8）笠原嘉「第二十章　薬物療法がベースになった今こそ、それを補完する「日本に合った」精神療法を提案したい」『精神科と私――二十世紀から二十一世紀の六十年を医師として生きて』中山書店、二〇一二年、二八三頁。

解　題

（論文名は初出にしたがった）

1 「境界例概念についての総説」

鳩谷龍他編『現代精神医学大系 12 境界例・非定型精神病』中山書店，3－28 頁，1981 年

1968 年のグリンカー氏の総説，1975 年のガンダーソン氏の総説に刺激されて書いたものです．これが 1980 年の DSM－III の「境界パーソナリティ障害」の策定へと繋がります．独特の深層心理解釈を誇った精神分析学の退潮と生物学的精神医学の台頭，そして内科学など一般臨床医学と平仄を合わせるための公衆衛生学的視点の導入．そういうものを携えて現れた DSM－III への精神科医の反応は今日もなお賛否いろいろですが，第二軸「パーソナリティ障害」の項目の充実については大方の精神科医は賛意を表するのではないでしょうか．ドイツのシュナイダーの『精神病質人格』（1923）以来のもので，50 年後のこれには参照すべき現代性が反映されています．境界パーソナリティ障害などはその最たるものです．第二軸としての境界パーソナリティ障害についての米国での展開については，さいわい同じくガンダーソン氏の総説が 2009 年に発表されていますので，本書の最終章で紹介いたします．

しかし実は，私どもは米国の研究とは全く別の文脈で「分裂病と神経症の境界領域」に関心を示していました．私の師匠の村上仁先生（1910－2000）が 1946 年に「分裂病と神経症の関連について」という小論を書いています（村上仁『精神病理学論集』みすず書房，第 1 巻，119 頁）．当時は（あるいは今も）両者に移行を認めることはけっこう非常識なことだったと思います．しかし，私どもは先生の影響を受けて迷いなく「境界領域」に注目していました．私どもが 1972 年に重症対人恐怖症としてとりあげた体臭恐怖，正視恐怖などもその一例です．これは DSM でいえばあくまで第一軸（Axis I）の枠内でとらえようとしたものです．当時の米国文献として最も印象に残るのはホックとポラティン（1949）の偽神経症性分裂病でした．今日の日本で一番よくできた第一軸的境界領域は名大グループの「思春期妄想症」（村上靖彦先生ら）でしょうか．もちろん日本でしか通用しない概念ですが．

2 「分裂病と神経症の境界例について」

宮本忠雄編『分裂病の精神病理 2』東京大学出版会，51－71 頁，1974 年

これは 1973 年ころから年に一度くらいのペースで始まった「分裂病の精神病理」という一泊二日のワークショップで発表したものです．十数人の精神病理学者のクローズドな集いだったので，私が境界領域と考える自家例について報告しました．こういう会でなければ詳しい症例報告はできません．それでも注意して聴衆に同定されないように細部を変更しました．書物になるときはさらに入念に手を入れました．しかし，いうまでもなく私にはどのケースも忘れ難い人で，40 年後の今日読み返しても当時をありありと思い浮かべることがで

きます．生物学的研究と違って，「症状」と「疾病」の後ろに存在する「人間」や「文化」に関心をもつ精神病理学はできれば詳しい症例報告をもとに議論したいのですが，世の中の人権意識はそうすることをますます難しくしています．もともと米英の論文にはあまり詳しい症例報告は載っていないものでしたが，DSM 的哲学に立つ限りますます「人間」を書きこむような症例報告は減っていくことでしょう．

3 「再び境界例について——強迫と妄想」

木村敏編『分裂病の精神病理 3』東京大学出版会，123－142 頁，1975 年

これは私にしては珍しく精神分析的な治療を施したケースです．それもある時期，カウチ（寝椅子）を使って自由連想を行い，全体で 3 年くらいかけたけっこう本格的なものでした．私は（旧制）高校生のころから，おませな同級生に負けまいとフロイトの訳本を（わかりもしないのに）拾い読みしたりして，精神分析とのつき合いは時間的には長かったのですが，昭和 20－30 年代の関西には教育分析をして下さる本物の精神分析家はいらっしゃらなかったので，私のこうした精神分析療法は無免許運転でした．カウチは使いませんでしたが，こういう時間をかけたインテンシブな力動的精神療法は，私の時間の許す限り，いつも一例はもつように心がけていました．まもなく私は管理職につくようになり，時間的余裕がなくなり，特殊例を選んで特別に分析するなどということはできなくなりました．そのかわり，薬物療法の充実の時代を迎えて，平等を旨とする日本の健康保険制度下で，外来治療として薬物療法を補完する「小精神療法」を創出することに関心を移しました．そのなかで，時間は一回 20 分ですが毎週面接することで，3，4 年後には一応卒業（？）してもらえる軽症境界例ないし軽症躁うつ病を何例か持っています．そこにはカウチを使った，かつての治療経験が生きています．診察室という特異な密室での，外では決して形成されない一対一の医師患者関係．これをベースにした投薬であり，指示なのです．それによって，私が単に「症状が消える」だけでなく彼ないし彼女が「成長した」と感じるとしたら，それは治療家のナルシシズムでしょうか．

4 「否定妄想について——若い婦人の一例」

笠原嘉編『分裂病の精神病理 5』東京大学出版会，193－213 頁，1976 年

これもまた，第一軸的境界例の一例報告です．しかし，単に珍しい例の症状報告だけでなく，経過報告であり，長期にわたる精神科医の面接がどれほどの効果があるか，を記そうという意図がありました．私の知る限りでも継時的に 4 名の医師がインテンシブに本例に係わりました．ただし分析療法ではありません．了解を旨とする小精神療法です．DSM には初期診断はあっても中期・長期の経過学はありません．クリニックの医師がほしい一つは長期経過についての EBM ではないでしょうか．

5 「不安・ゆううつ・無気力——正常と異常の境目」

飯田眞ほか編『岩波講座 精神の科学 3 精神の危機』岩波書店，207－260 頁，1983 年

これは岩波書店という，どちらかというと天下国家を論じることの多かった出版社が初めて出してくれた「精神の科学」という叢書のうちの一巻に書いた一文です．この企画は臨床

心理学者と精神科医の共同作業です．このころ，というのは1980年前後から，河合隼雄というユング研究所に学んで帰国したばかりの臨床心理学者が京大教育学部の教授になられ，持ち前の弁舌と筆力でカウンセリングという精神療法の知名度を一挙に全国区にしました．この人の影響力がなかったら，いささか文弱の趣のあるこうした書物を岩波書店が出してくれることはなかったと思います．この論文はその中の一巻「精神の危機」に読者が一番知りたがっておられるであろう「不安」などについて出来る限り解説的に書いてみようとしたものです．私は以前から健康から病理にわたるこうした要素的（？）心理現象を解説することが簡単そうに見えて意外に難しいことを知っていましたので，ここでもけっこう力を入れて書きました．30年後の今日ならもう少し上手に書けたかも，と思いますが，敢えて原文のままにしておきます．どうかどなたか，精神病理学の到達点に立脚した正常心理学を今後も書いて下さることを期待いたします．

6 「再びスプリッティングについて」

村上靖彦編『境界例の精神病理』弘文堂，1－16頁，1988年

境界例論が精神分析医ではなく一般臨床精神科医に一番寄与した知識は何だったかと問われるなら，多分それはスプリッティングという防衛機制についてのそれだったと当時も今も思っています．昔からヒステリーの二重人格として知られている重々しい人格解離ではなくて，ごく軽度かつ一過的な解離です．境界例で起こる解離は私が「縦割り型」と呼び，コフート氏が「垂直型」と呼ぶそれで，正常心理にもしばしば混入する程度のものです．たとえば女学生に今日日常的に起こる「リストカット」の場合の意識などがそれに当たります．この語は記述用語としても使用可能ではないか，と提案しました．なお，本論文のタイトルの「再び」は先行論文のあることを示しています．「境界例の概念をめぐって――スプリットという防衛機制についての一考察」（精神分析研究 27，1983，『アパシー・シンドローム』岩波現代文庫，2002に再録）です．

7 「自殺の臨床的研究――自殺予防のために」

大原健士郎編『自殺学1 自殺の精神病理』至文堂，218－231頁，1978年

私はまだ新米だったころ，京大の社会学者，哲学者，宗教学者ら相よってなさる学際的な自殺研究に村上仁教授の代理で参加したことがあります．多分，今と同じで自殺学生が目立つのでどこからか研究費が来たからだった，と思います．大原健士郎教授や米国のシュナイドマンが精力的に自殺研究を始められる前だったと思います．そのときの資料が大量に残っていたので，もったいないと思い，その後の経験を加えて論じたものです．それにしても，その後何度か加わったプロジェクトの経験から，全市民規模での自殺予防は難しいことと思いました．いつでも経済問題が大きな障壁になります．われわれ精神科医にできることは自分の受持ちの患者さんの自殺を防ぐことくらいでしょうか．それもけっこう力作業ではないですか．

8 「境界パーソナリティ障害（DSM）研究の昨今――文献紹介を中心に」 書き下ろし

これは本書唯一の書き下ろしです．これを書くために久しぶりに文献を渉猟しました．実

に久しぶりに米国文献に当たりました．しかし独力では思うに任せません．残念ながら年齢です．仕方がないので現役の人に助けを求めました．臨床の研究に若いころボストンに行った経験を持つ人が助けてくれました．その人はさすがです．DSM 以降の米国の重要な臨床関係論文をいくつか教えてくれました．そのなかから，ここで御紹介するガンダーソンの 2009 年の論文を選んだのです．これを読んで少し安心しました．深遠な洞察療法ではなく，むしろ支持的で常識的な精神療法こそが望まれるという結論には健康感があります．北風よりマントの方がよいというのです．それから，私の論文の結語のなかで少し触れましたが，生物学の跳梁の中にいる米国の良識的な臨床研究者たちの無念を読み取ることができて，このことにも安心しました．米国の精神医学は健全です．根っこから公衆衛生学の軍門に下るということはないでしょう．次いで調べた邦文論文のなかからは，迷ったのですが，鈴木論文を選びました．2000 年に行われた救急部看護師への講演に先駆的な意義を見出したからです．今や精神科看護師を育てることが急務だという私の思いに，多分読者は賛同していただけますよね．

二〇〇二年に「精神分裂病」は「統合失調症」に名称変更されましたが、本書収録の名称変更前の論文につきましては執筆当時の時代状況を重視し、「精神分裂病」の表記のまま収録いたしました。ご理解のほど、よろしくお願い申し上げます。

著者略歴

（かさはら・よみし）

1928年神戸に生れる．京都大学医学部卒業．精神医学専攻．名古屋大学名誉教授，桜クリニック名誉院長．著書『精神科医のノート』（みすず書房 1976）『青年期』（中公新書 1977）『ユキの日記』（みすず書房 1978）『不安の病理』（岩波新書 1981）『精神病と神経症』（みすず書房 1984）『アパシー・シンドローム』（岩波書店 1984）『退却神経症』（講談社現代新書 1988）『外来精神医学から』（みすず書房 1991）『軽症うつ病』（講談社現代新書 1996）『精神病』（岩波新書 1998）『うつ病臨床のエッセンス』（みすず書房 2009）『外来精神医学という方法』（みすず書房 2011）『再び「青年期」について』（みすず書房 2011）『精神科と私——二十世紀から二十一世紀の六十年を医師として生きて』（中山書店 2012）．編著『青年の精神病理』（弘文堂 1976）『精神の科学』（岩波講座 1983）『異常心理学講座』（みすず書房 1987）．訳書　ボス『精神分析と現存在分析論』（1962）『夢』（1970）グリーン『分裂病の少女 デボラの世界』（1971）『手のことば』（1974）レイン『ひき裂かれた自己』（1971）『狂気と家族』（1972）サルズマン『強迫パーソナリティ』（1985）サールズ『ノンヒューマン環境論』（1988）（共訳，以上みすず書房）．

笠原嘉臨床論集
境界例研究の50年

2012年 8 月10日 印刷
2012年 8 月20日 発行

発行所 株式会社 みすず書房
〒113-0033 東京都文京区本郷5丁目 32-21
電話 03-3814-0131(営業) 03-3815-9181(編集)
http://www.msz.co.jp

本文組版 キャップス
本文印刷・製本所 中央精版印刷
扉・表紙・カバー印刷所 栗田印刷

ISBN 978-4-622-07625-4
[きょうかいれいけんきゅうの50ねん]